Gerhard Leibold

Schuppen-flechte

Ursachen und erfolgreiche Behandlung

W0235766

ETB
ECON Taschenbuch Verlag

Im ECON Taschenbuch Verlag sind von Gerhard Leibold bisher erschienen:
Gesund und fit durch Ballaststoffe (ETB 20082)
Risikofaktor Cholesterin (ETB 20083)
Die Schilddrüse (ETB 20106)
Körpertherapie (ETB 20114)
Das Kreuz mit dem Kreuz (ETB 20133)
Die Tage davor (ETB 20152)
Vitamin E (ETB 20162)
Naturheilkunde bei Kinderkrankheiten (ETB 20190)
Enzyme (ETB 20200)
Lebensfreude trotz Leistungsdruck (ETB 20208)

CIP-Kurztitelaufnahme der Deutschen Bibliothek

Leibold, Gerhard:
Schuppenflechte: Ursachen u. erfolgreiche Behandlung / Gerhard Leibold.
Orig.-Ausg. – Düsseldorf: ECON Taschenbuch Verlag, 1986.
(ETB 20222; ECON Ratgeber: Gesundheit)
ISBN 3-612-20222-7

Originalausgabe

© ECON Taschbuch Verlag GmbH, Düsseldorf
November 1986
Umschlagentwurf: Ludwig Kaiser
Titelfoto: Photo-Design-Studio Gerhard Burock
Zeichnungen: Susanne Ueber
Die Ratschläge in diesem Buch sind von Autor und Verlag sorgfältig erwogen
und geprüft; dennoch kann eine Garantie nicht übernommen werden. Eine
Haftung des Autors bzw. des Verlags und seiner Beauftragten für Personen-,
Sach- und Vermögensschäden ist ausgeschlossen.
Satz: Formsatz GmbH, Diepholz
Druck und Bindearbeiten: Ebner Ulm
Printed in Germany
ISBN 3-612-20222-7

Inhaltsverzeichnis

Vorwort

Die Schuppenflechte betrifft ungefähr 2 % aller Menschen. Trotzdem weiß man in der Öffentlichkeit kaum etwas von dieser Krankheit. Falsche Vorstellungen und Vorurteile gegenüber den Betroffenen sind deshalb weit verbreitet und treiben sie unter Umständen in soziale Isolierung und Depressionen bis hin zum Selbstmord.

Aber auch die Medizin weiß von dieser nicht ansteckenden, quälenden, völlig unberechenbar verlaufenden Krankheit bisher recht wenig. Zwar gibt es verschiedene Theorien dazu, aber sie können viele Fragen und vor allem die Ursachen nicht oder nur unzureichend erklären. Dementsprechend befriedigt auch die schulmedizinische Behandlung oftmals nicht. Früher gab man innerlich gar die Gifte Arsen und Quecksilber, die häufig zu bedenklichen Nebenwirkungen führen, heute setzt man zum Teil nicht minder bedenkliche chemische Arzneimittel ein, die jedoch keinen Therapieerfolg gewährleisten.

Auch die moderne Biomedizin kann keine Heilung garantieren. Bei ausreichend langer Behandlung läßt sich aber fast immer wenigstens eine Besserung erreichen, ohne daß man die Nebenwirkungen chemischer Medikamente in Kauf nehmen müßte. Als Ganzheitstherapie beschränkt sich die biologische Behandlung nicht auf äußerliche Anwendungen, sondern beeinflußt die Schuppenflechte stets auch von innen her. Hinzu kommt eine Diät, die mit zum Behandlungserfolg beiträgt, und nicht zuletzt die seelische Betreuung, die nicht selten erst den endgültigen Durchbruch in der Therapie bringt und zugleich die psychischen Folgen der Krankheit beseitigt.

Das vorliegende Buch erfüllt zwei wichtige Aufgaben. Zunächst soll es die Öffentlichkeit über die *Psoriasis* informieren, um falsche Vorstellungen und Berührungsängste der gesunden Umwelt des Patienten abzubauen. Die Psoriasiskranken selbst erfahren, wie ihre Krankheit entsteht und verläuft und wie sie erfolgreich behandelt werden kann. Dabei stehen die Heilmittel der Naturheilkunde im Vordergrund, die sich zum Teil auch zur Selbsthilfe eignen. Aber auch bewährte schulmedizinische Behandlungsmethoden, die vor allem in schwereren Fällen notwendig werden können, werden diskutiert. In erster Linie wird der Psoriatiker dazu angeleitet, aktiv bei seiner Behandlung mitzuarbeiten, um die vom Therapeuten verordneten Maßnahmen zu unterstützen.

Auch wenn hier keine übertriebenen Hoffnungen geweckt werden dürfen, soll das Buch den Betroffenen doch neuen Mut geben. Heilung ist zwar nicht immer möglich, aber die biologische Ganzheitsbehandlung kann doch fast immer eine deutliche Besserung des Symptomenbildes erreichen. Wenn man bedenkt, wie stark viele Psoriatiker unter ihrer Krankheit leiden, kann man ermessen, daß schon mit der Linderung der Symptome viel gewonnen ist.

Die Haut – ein lebenswichtiges Organ
– Aufbau und Funktionen der Haut –

Die Haut bildet keineswegs nur eine simple Hülle, die das Körperinnere nach außen abschließt. Vielmehr ist sie das größte
Organ des Körpers und erfüllt zahlreiche, zum Teil lebenswichtige Funktionen. Nach neuesten, auch in Fachkreisen
noch nicht allgemein bekannten Erkenntnissen aus den USA
dient sie sogar als Reifungsstätte jener weißen Blutkörperchen
(T-Lymphozyten), die für die Abwehr vieler Krankheiten von
entscheidender Bedeutung sind. Das erklärt, weshalb man
Hautkrankheiten – auch die Schuppenflechte – nicht nur als
örtliche Erkrankungen verstehen darf. Sie können den gesamten Organismus in Mitleidenschaft ziehen und müssen deshalb
ebenso ernst wie jede innere Krankheit genommen werden.
Zum besseren Verständnis der Schuppenflechte wollen wir zunächst darstellen, wie die Haut aufgebaut ist und welche Aufgaben sie erfüllt.

Die Hautschichten

Die Haut steht als selbständiges Organ mit dem übrigen Körper in enger Wechselbeziehung, wird also von krankhaften
Vorgängen im Organismus betroffen und nimmt umgekehrt,

wenn sie selbst erkrankt, auch Einfluß auf andere Körperfunktionen.

Das Hautgewicht macht durchschnittlich ⅙ des gesamten Körpergewichts aus, ihre Oberfläche beträgt – je nach Körpergröße und Gewicht – ungefähr 1,5–1,8 m².

Aufgebaut ist die Haut aus Binde- und Epithelgewebe. *Bindegewebe* besteht vorwiegend aus Zwischenzell-(Interzellular-)substanz, die sich aus Flüssigkeit und Fasern zusammensetzt und auf Druck nicht belastbar ist. Die Masse der Zellen tritt hinter dieser Interzellularsubstanz zurück. Die Fasern werden wie folgt unterschieden:

- elastische, auf Zug beanspruchbare Fasern, die sich verzweigen können;
- Gitterfasern, die an den Grenzen zwischen Bindegewebe und oberflächlichen Haut- oder Schleimhautschichten zweidimensionale, im retikulären Bindegewebe dreidimensionale Gitterstrukturen bilden;
- kollagene (leimgebende) Fasern für den Zusammenhalt des Gewebes, die auf Zug beanspruchbar sind.

Bindegewebe ist aber nicht gleich Bindegewebe. Nach Aufbau und Funktionen unterscheidet man die folgenden Strukturen:

- lockeres Bindegewebe, das ein Gleiten der Organe aneinander ermöglicht;
- Fettgewebe, daß als Speichergewebe, an Hand- und Fußflächen auch als Stützgewebe dient;
- straff-fasriges, auf Zug beanspruchbares Bindegewebe, vor allem die Sehnen;
- Mesenchymgewebe, ein unreifes, mit Flüssigkeit gefülltes Schwammwerk, dessen Zellen sich noch nicht auf bestimmte Aufgaben spezialisiert haben; aus diesem »Reservoir« stammen alle Zellen des Bindegewebes;
- retikuläres Bindegewebe, das hauptsächlich im Lymphsystem und in der Milz vorkommt; es enthält dreidimensional angeordnete Gitterfasern, in deren Maschen Wanderzellen für die Körperabwehr sitzen.

Die Zellen des Bindegewebes sind durch feine Ausläufer miteinander vernetzt. In den Hohlräumen werden Gewebs- und Körpersäfte aufgenommen. Auch die Blut- und Lymphgefäße befinden sich im Bindegewebe, das in der Haut vorwiegend in der Leder- und Unterhaut reichlich vorkommt.

Das *Epithelgewebe* (Epithel) besteht im Gegensatz zum Bindegewebe fast nur aus Zellen mit wenig Zwischenzellsubstanz. Es enthält auch keine Blut- und Lymphgefäße, sondern wird von den darunter befindlichen Geweben her ernährt. Nach der Zahl der Epithelschichten unterscheidet man ein- und mehr-(viel-)schichtiges Epithelgewebe sowie das mehrstufige Epithel, bei dem zwar alle Zellen auf einer bindegewebigen Unterlage sitzen, aber nicht alle bis zur Oberfläche gelangen. Nach der Form der Zellen unterscheidet man plattes, kubisches und zylindrisches Epithel.

Alle äußeren und inneren Oberflächen des Körpers, also auch Haut- und Schleimhäute, bestehen aus Epithel, das also die oberflächlichste Schicht der Haut bildet. Ferner kommt Epithelgewebe noch an den Haarbälgen, Schweiß-, Duft- und Talgdrüsen vor.

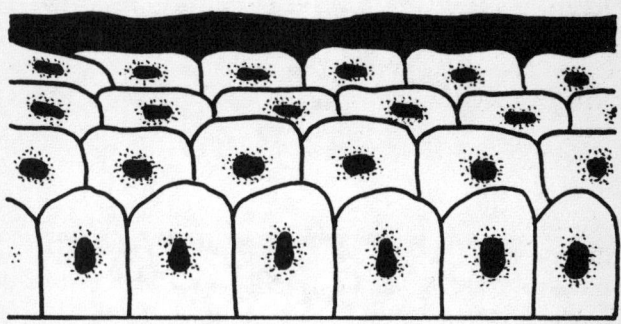

Abb. 1: Epithelgewebe

Wenn man die Haut im Querschnitt betrachtet, fallen daran deutlich 3 Schichten auf: Oberhaut, Lederhaut und Unterhaut.

Die **Oberhaut** besteht aus mehreren Schichten und wird 0,5–1,2 mm dick. Im Mikroskop erkennt man diese Schichten, und zwar:

- *Hornschicht,* die oberste Hautschicht, deren abgestorbene Zellen sich in kleine Hornschüppchen umgewandelt haben, die ständig abgestoßen werden;
- *Glanzschicht,* ein schmaler, strukturloser Streifen zwischen Horn- und Körnerschicht, in dem die Zellstrukturen aufgelöst werden;
- *Körnerschicht,* in der die Zellkerne untergehen und Körnchen in den Zellen auftreten; hier beginnt die Verhornung;
- *Stachelzellschicht* mit mehreren Zellreihen, die von einem Netz feiner Fasern durchzogen wird und zwischen den Zel-

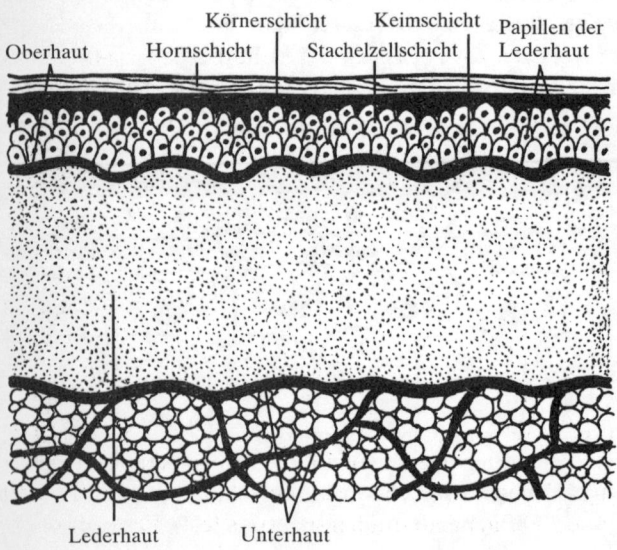

Abb. 2: Haut im Querschnitt

len Safträume enthält; hier steigen die jungen Zellen aus der Keimschicht empor und nehmen vieleckige Formen an;

- *Keimschicht,* die unterste Schicht der Oberhaut, die mit der Lederhaut durch feine Fasern verbunden ist; hier entstehen durch Zellteilung ständig neue Zellen, außerdem enthält sie Pigmentkörnchen.

Die Zellen, die in der Keimschicht neu entstehen, durchqueren in ungefähr 30 Tagen die gesamte Oberhaut und werden dann nach dem Absterben auf der Hornschicht abgestoßen.

Neben neuen Zellen produziert die Oberhaut auch noch einen Teil des Hautfetts, das unter anderem den fettartigen Stoff Cholesterin enthält.

Unter der Oberhaut befindet sich die dickere **Lederhaut**, die an manchen Stellen einige Millimeter stark ist. Sie besteht vorwiegend aus fasrigem, kollagenem Bindegewebe, teilweise auch aus elastischen Fasern. Die Fasern verlaufen meist horizontal und sind zu Bündeln zusammengefaßt, die miteinander verflochten wurden.

Mit der Keimschicht der Oberhaut steht die Lederhaut durch zellreiche Fortsätze (Papillen) in Verbindung. Sie enthalten Blutgefäßknäuel zur Versorgung der gefäßlosen Oberhaut. An den Fingerkuppen bilden die Papillenleisten unveränderliche, individuelle Muster, die man als Fingerabdrücke in der Kriminalistik zur Aufklärung von Straftaten nutzt.

Die lockere **Unterhaut** besteht aus Bindegewebe und traubenförmigen Fettzellen, die Hohlräume dazwischen sind mit Flüssigkeit gefüllt. Diese Flüssigkeitspolster schrumpfen im Laufe des Lebens, die Haut erschlafft und altert. Durch ihre Fähigkeit zur Fetteinlagerung bestimmt die Unterhaut den Körperumfang mit.

Je nach Körperregion ist die Unterhaut verschieden beschaffen. Speicherfett lagert sich vor allem in die lockere Unterhaut an Bauch, Brust, Rücken und Oberschenkeln ein. In den Hand- und Fußflächen befinden sich stets feste Fettpolster als Stützgewebe, im Handrücken und in den Nasenflügeln findet man kaum Fetteinlagerungen.

Derbe Fasern durchziehen die Unterhaut und halten die Haut auf den fasrigen Muskelbinden (Faszien) fest, die unter der Haut fast den ganzen Körper bedecken.

Die *Struktur der Haut* wird durch feine Hautfelderungen, Poren, Furchen und Falten bestimmt. Sie tragen mit dazu bei, daß die Haut gröber oder feiner wirkt. Zum Teil ist die Struktur anlagebedingt, teils hängt sie vom Alter und Pflegezustand der Haut ab. Auch der Feuchtigkeitsgehalt der Hornschicht trägt mit zum Aussehen der Haut bei; er verleiht ihr einen milchig-matten Schimmer und erzeugt Lichtreflexe.

Die *Hautfarbe* der weißen Rasse wird von der Körnerschicht bestimmt, die Braunfärbung nach UV-Bestrahlung entsteht durch Pigmentzellen in der Keimschicht, deren Anzahl anlagebedingt ist. Sie produzieren den Farbstoff Melanin, der durch die oberste Hautschicht schimmert. Melanin ist auch für die Farbe der Haare und Augen zuständig. Bei den dunkelhäutigen Rassen enthalten auch die höheren Schichten der Oberhaut Pigmentzellen.

Darüber hinaus bestimmt die Durchblutung die Farbe der Haut, denn das Rot des Bluts schimmert durch die Oberhaut. Je nach Hautdicke, Pigmentgehalt und Durchblutung wirkt sie rosig, blaß oder bläulichrot. Plötzliches Erblassen oder Erröten der Haut kommt meist durch seelisch-nervöse Eng- oder Weitstellung der Hautblutgefäße zustande, etwa bei Schreck und Scham.

Schließlich kann auch noch die Hornschicht die Hautfarbe mitbestimmen. Im allgemeinen nimmt man ihre Farbe kaum wahr, aber bei abnormer Verdickung und überreichlicher Talgproduktion wird die Haut gelblich oder blaßgrau.

Anhangsgebilde der Haut

Zu den Anhangsgebilden der Haut gehören Talg-, Schweiß- und Duftdrüsen, Haare und Nägel. Sie sind mit für die Funktionsfähigkeit der Haut verantwortlich.

In 1 cm^2 Haut befinden sich etwa 100 *Schweißdrüsen,* deren gewundene Gänge aus der Unterhaut empor zur Hautoberfläche ziehen, wo sie sich mit einer Pore öffnen. Im Durchschnitt werden in 24 Stunden 0,5–1 l Schweiß aus dem Blutwasser herausgefiltert und verdunsten unbemerkt (Perspiration) auf der Haut. Bei körperlichen Anstrengungen und höheren Außentemperaturen kommt es zum sichtbaren Schwitzen; dabei werden im Extremfall bis zu 2 l Schweiß pro Stunde verdunstet, um durch die Verdunstungskälte die Körpertemperatur zu regulieren.

Gesteuert wird die Schweißproduktion durch das vegetative Nervensystem, zum Teil spielen auch seelische Faktoren (etwa der Angstschweiß) eine Rolle. Am stärksten schwitzt man in den Achseln, Leistenbeugen, an Hand- und Fußflächen, wo sich die meisten Schweißdrüsen befinden.

Schweiß besteht größtenteils aus Wasser, enthält aber auch Salze und verschiedene Stoffwechselprodukte, die auf diese Weise ausgeschieden werden (Entschlackung). Bei starkem Schwitzen kann es zum Mangel an Flüssigkeit und Salzen kommen, die manchmal akut lebensbedrohlich werden (erstes Warnzeichen sind oft Wadenkrämpfe).

Die *Duftdrüsen* unterscheiden sich von den Schweißdrüsen durch ihre Größe und Funktionen. Duftdrüsen sind etwas größer als die Schweißdrüsen und mischen ihren Absonderungen im Gegensatz zu den einfachen Schweißdrüsen auch einen Teil ihres Zellinhalts als Geruchsstoff bei. Früher dienten diese Geruchsstoffe wohl der sexuellen Anlockung des anderen Geschlechts. Der Schweißgeruch hat nichts mit den Duftstoffen zu tun, sondern entsteht, wenn sich der Schweiß auf der Haut bakteriell zersetzt.

Duftdrüsen kommen hauptsächlich in den Achseln, Leistenbeugen, an den Brustwarzen, Geschlechtsorganen und am After vor.

Auf 1 cm^2 Haut kommen ungefähr 20 *Talgdrüsen.* Sie sitzen in der Lederhaut in dem Dreieck, das durch die Unterseite der Oberhaut, die Haarwurzel und den Haarbalgmuskel begrenzt wird. Im allgemeinen ist also jede Talgdrüse einem Haar angeschlossen, eine Ausnahme bilden zum Beispiel die Talgdrüsen der Augenlider. An Hand- und Fußflächen wird kein Talg abgesondert, weil sie unbehaart sind.

Der *Talg* entsteht durch Verfettung von Drüsenzellen, die dabei untergehen und durch neue ersetzt werden. Dieser Vorgang läuft automatisch ab, kann aber durch hormonelle und vermutlich auch seelisch-nervöse Einflüsse gestört werden. Deshalb leiden nicht wenige Menschen – vor allem Jugendli-

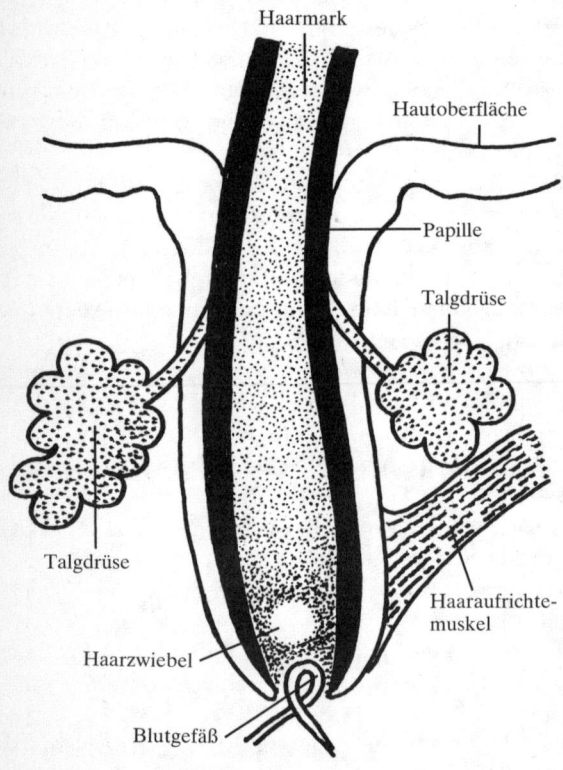

Abb. 3: Talgdrüse mit Haar

che in der Pubertät – unter fettiger Haut mit Unreinheiten oder Akneausschlägen.

Der Haaraufrichtemuskel preßt den Talg durch den Haarbalg an die Hautoberfläche. Außerdem wirkt der kleine Muskel noch bei der Regulierung der Körpertemperatur mit, indem er sich bei Kälte zusammenzieht und die Haare zur Wärmeisolierung aufrichtet (Gänsehaut).

An jedem Endglied der Finger und Zehen sitzt ein *Nagel*. Diese stark verdickte Hornschicht ist hinten mit der Nagelwurzel in der Nageltasche eingelassen. Die Nagelwurzel ragt als weißlicher Halbmond aus der Nageltasche hervor und sorgt durch Teilung ihrer unverhornten Zellen dafür, daß der Nagel täglich um 0,1–0,4 mm über das Nagelbett geschoben wird. Nach 5–6 Monaten erreichen die verhornenden Zellen dann die Fingerkuppe.

Seitlich wird der Nagel vom Nagelwall begrenzt, in dem er in einer Rinne eingelassen ist. Die Lederhaut des gefäßreichen

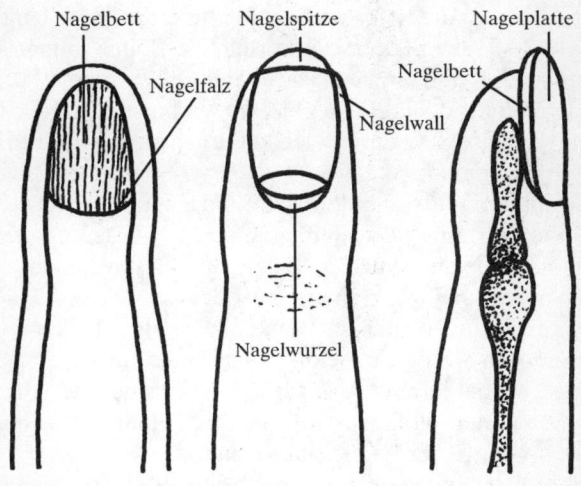

Abb. 4: Aufbau der Nägel

Nagelbetts, auf dem der Nagel ruht, wird durch Fasern am Knochen der Finger und Zehen festgehalten.

Die *Haare* bedecken den gesamten Körper, ausgenommen die Hand- und Fußflächen. Auch scheinbar unbehaarte Körperregionen und sogar die Glatze sind mit hellen, sehr dünnen und kurzen Wollhaaren bedeckt, die man mit bloßem Auge nicht oder allenfalls als leichten Flaum wahrnehmen kann.

Das Haar besteht aus der Rinde, die sich aus spindelförmigen, verhornten Zellen zusammensetzt, und den dachziegelartig darauf sitzenden Hornplättchen, deren freie Ränder stets Richtung Haarspitze weisen. Ganz innen im Haar befindet sich als Füllstoff das Haarmark.

Den sichtbaren Teil des Haars bezeichnet man als Schaft. Ihm folgt die Haarwurzel, die schräg in der Haut steckt und am Ende die keulenartig verdickte Haarzwiebel trägt. In der Oberhaut wird die Haarwurzel von Wurzelscheiden, in der Lederhaut vom Haarbalg umgeben. Die Haarzwiebel reicht oft bis an die Unterhaut heran und wird durch eine gefäßreiche Papille der Lederhaut mit Blut versorgt. Sie besteht aus unverhornten Zellen, die sich ständig teilen und das Haar langsam nach oben schieben. Dabei verhornen die Zellen immer stärker, und zwar von innen nach außen. Bei starken Haaren bleibt im Schaft noch eine nicht ganz verhornte Markschicht zurück, ansonsten verhornt der äußerlich sichtbare Teil des Haars vollkommen.

Die Kopfhaare sind besonders stark und lang. Sie wachsen täglich um etwa 1 mm, können über 1 m lang werden und fallen nach 3–6 Jahren aus. Auch die Bart-, Achsel- und Schamhaare werden recht lang und haben eine Lebensdauer von einigen Jahren. Die kurzen, dicken Borstenhaare der Augenbrauen und Wimpern werden ungefähr 1 cm lang und gehen schon nach 4–5 Monaten aus. Ähnlich kurzlebig sind auch die unsichtbaren feinen Wollhaare, die mit ihren Haarzwiebeln auch nur bis zur Mitte der Lederhaut reichen.

Die Haare stecken in den verschiedenen Körperregionen unterschiedlich schräg in der Haut, was zu typischen Haarströmen führt. Längere Haare sind glatt, gewellt oder gekraust, das hängt von der Veranlagung und Rassenzugehörigkeit ab. Auch der im Haar eingelagerte Farbstoff Melanin, der die Haarfarbe bestimmt, wird vererbt. Zum *Ergrauen der Haare* kommt es, wenn die Farbstoffbildung altersbedingt nachläßt und Luftbläschen im Haar eingelagert werden; aus noch nicht genau geklärten Gründen kann es aber auch durch Schock innerhalb von Stunden bis Tagen zum Grauwerden der Haare kommen.

Die sichtbare Behaarung hängt mit vom Geschlecht und der Geschlechtsreife ab. Während der Pubertät wachsen bei Mann und Frau die Achsel- und Schamhaare, bei Männern zusätzlich Bart und Haare in der Nase und im äußeren Gehörgang. Außerdem wird bei Männern ein Teil der unsichtbaren Wollhaare – vor allem an Brust und Beinen – durch sichtbare Haare ersetzt; das kann auch bei Frauen insbesondere an den Unterschenkeln geschehen. In der Regel sind Männer stärker sichtbar behaart als Frauen.

Den meisten Haarwurzeln sind Talgdrüsen und Haaraufrichtemuskeln angeschlossen, die schon besprochen wurden.

Die wichtigsten Hautfunktionen

Als Organ hat die Haut verschiedene, zum Teil lebenswichtige Aufgaben zu erfüllen. Insbesondere arbeitet sie als Sinnes-, Ausscheidungs-, Schutz- und (nach neuesten Erkenntnissen) universales Abwehrorgan.

Als Sinnesorgan vermittelt die Haut die »niederen« Sinneseindrücke, also Tast-, Temperatur- und Schmerzempfindungen. *Schmerzen* nehmen wir über frei im Gewebe endende Nerven wahr. Sie reagieren nicht direkt auf die Schädigung, sondern auf die daraus resultierenden biochemischen Veränderungen im Gewebe. Die Schmerzempfindung wird vom Nervensystem aufgenommen und löst Reflexe (zum Beispiel Zurückzucken der Hand, die eine heiße Herdplatte berührt) und eine Reizung des Sympathikusnerven aus. Zum Teil strahlen die Schmerzen in andere Körperregionen und bestimmte Hautzonen (Head-Zonen) aus, man denke an die Herzschmerzen, die man oft im linken Arm spürt.

Tastempfindungen kommen über die Tastkörperchen in der Haut mit ihren Tastkörperchen an der Hautoberfläche zustande. Dabei unterscheidet man die Meissner-Tastkörperchen für feinere Tasteindrücke und die Vater-Paccini-Körperchen für gröbere Tastempfindungen. Auf 1 cm^2 behaarter Haut kommen 25, auf 1 cm^2 unbehaarter Haut 100 dieser Tastkörperchen. Die meisten Tastpunkte befinden sich an den Lippen und auf der Zunge.

Temperaturempfindungen vermitteln uns die Kältekörperchen und die Krause-Endkolben (Wärme). In 1 cm^2 der Haut befinden sich je 2 Wärme- und 10 Kältekörperchen. Sie registrieren die Temperaturunterschiede zwischen der Hautoberfläche und ihrer Umgebung. Dabei spielt auch die Luftfeuchtigkeit eine wichtige Rolle; deshalb empfinden wir trockenheiße Luft angenehmer als feuchte Wärme.

Registriert der Temperatursinn Wärme, wird mehr Schweiß produziert und die Durchblutung der Haut verstärkt, damit die Verdunstungskälte des Schweißes das Blut unter der Haut abkühlt; bei Kälte dagegen wird die Hautdurchblutung und Schweißproduktion vermindert.

Nur die Haut besitzt einen Temperatursinn, im Körperinnern fehlen solche Empfindungen. Daher kann es zum Beispiel bei unsachgemäßen Wärmebestrahlungen unbemerkt zu inneren Verbrennungen kommen.

Die Schweißproduktion steht in engem Zusammenhang mit der Funktion der Haut als *Ausscheidungsorgan*. Der Schweiß dient nämlich nicht allein der Temperaturregulierung, sondern scheidet auch Stoffwechselprodukte aus. Ferner erfolgt ein geringfügiger Gaswechsel (Hautatmung) durch die Haut. Eine Unterbrechung der Hautausscheidung führt innerhalb weniger Stunden zum Tod.

Solange Darm und Nieren, die Hauptausscheidungsorgane,

richtig arbeiten und auch die Leber als »Entgiftungszentrale des Körpers« ungestört funktioniert, spielt die Ausscheidung von Schlacken und Giftstoffen über die Haut keine lebenswichtige Rolle. Wenn aber Störungen dieser Organe die Ausscheidung behindern, muß die Haut einspringen. Ein typisches Beispiel ist die chronische Darmträgheit, die häufig zu Hautunreinheiten und -entzündungen führt. Auf diese Weise versucht die Haut, die Gift- und Schlackenstoffe aus dem Körper zu entfernen, die normalerweise mit dem Stuhl ausgeschieden werden. Auch bei Leberleiden treten solche Hauterscheinungen auf. Vorübergehend kann die Haut sogar die Nierenfunktionen übernehmen, wenn diese Ausscheidungsorgane infolge schwerer Krankheiten ihre Aufgaben nicht mehr erfüllen. Längere Zeit vermag die Hautausscheidung die Nierenarbeit aber nicht zu ersetzen.

Daraus folgt, daß man häufige Hautunreinheiten nie auf die leichte Schulter nehmen darf. Eine gründliche Untersuchung von Darm, Leber und Nieren ist zu empfehlen, damit Erkrankungen dieser Organe gezielt behandelt werden.

Als *Schutzorgan* bewahrt die Haut das Körperinnere vor mechanischen und Strahlenschäden. Auf leichte, häufig wiederkehrende mechanische Reize (Druck, Reibung) reagiert die Hornschicht mit Verdickung. Diese Hornhaut kommt vor allem an den Fußsohlen vor. Es nützt wenig, sie regelmäßig zu entfernen, solange die Reizung dauernd fortbesteht, denn damit nimmt man der Haut nur ihren natürlichen Schutz. Bei stärkeren mechanischen Schäden (Schlag, Prellung) wirken Leder- und Unterhaut als elastische Polster, die die Fortleitung der Gewalteinwirkung in die Tiefe abschwächen. Dabei kann es durch Zerreißung von Blutgefäßen zum Bluterguß kommen.

Bei offenen Verletzungen (Abschürfungen, Wunden) ziehen sich die Hautgefäße sofort zusammen, um die Blutung rasch zum Stillstand zu bringen. Das Gewebe sondert Blutwasser ab, dessen Fibrin (Gerüststoff) zu einer Kruste erstarrt und die Wunde für 6–9 Tage verschließt; danach löst sie sich wieder auf, und es kann zur Nachblutung kommen. Schließlich bildet die Haut neues Gewebe, um die Wunde unter Narbenbildung endgültig zu verschließen.

Auf die Einwirkung von Wärmestrahlung, heißen Gasen, Dämpfe und Flüssigkeiten reagiert die Haut mit der Erweiterung ihrer Gefäße (sichtbare Rötung), um die Hitze rasch abzuleiten. Bei stärkeren Verbrennungen und Verbrühungen wird die Haut bis in die Tiefe zerstört oder kann sogar »durchbrennen«, so daß es auch zur Zerstörung von Geweben unter der Haut kommt.

Gegen ultraviolette Strahlung (Sonne, Höhensonne, Solarium) schützt sich die Haut zunächst durch vermehrte Bildung des Farbstoffs Melanin in den Pigmentzellen der Keimschicht. Die dadurch entstehende Hautbräunung wirkt wie ein Strahlenfilter, der die tieferen Hautschichten vor Schäden schützt. Bei übertriebener UV-Bestrahlung verdickt sich allmählich die Hornschicht und bildet einen zusätzlichen Schutz vor Strahlenschäden. Dadurch wird aber das äußere Erscheinungsbild kosmetisch ungünstig verändert, und der Schutz genügt nicht immer, um Hautkrebs zu verhindern. Deshalb dürfen UV-Strahlen immer nur maßvoll angewendet werden, dann fördern sie die Gesundheit, während das unvernünftige, stundenlange Schmoren in der Sonne am Strand oder die häufige Verwendung von Höhensonne und Solarium eine große Gefahr darstellt.

Radioaktive Strahlung, wie sie beim Reaktorunglück in Tschernobyl austrat, kann auch die Haut nicht abwehren, sie wird von ihr durchdrungen.

Schließlich wirkt auch noch der Fett-Säure-Mantel, der die gesamte Hautoberfläche bedeckt, als Schutzfaktor. Er bewahrt die Haut vor Austrocknung durch übermäßige Verdunstung von Flüssigkeit und schafft überdies auf der Haut ein saures Milieu (pH-Wert ungefähr 5,5), der Pilzen, Bakterien und Viren die günstigen Lebensbedingungen entzieht. Beim Waschen mit normaler Seife wird dieser Säureschutz für einige Zeit zerstört, die Haut ist dann den Krankheitserregern ziemlich hilflos ausgeliefert. Deshalb empfiehlt es sich, wenigstens bei empfindlicher und kranker Haut anstelle der Seife geeignete Waschlotionen und ähnliche Mittel zum Waschen zu verwenden, die angesäuert sind und daher den Säureschutz beim Waschen gleich wieder herstellen. Darauf kommen wir später nochmals ausführlich zurück.

Neben dem Fett-Säure-Schutzmantel spielen auch noch nützliche Bakterien (Hautflora) eine Rolle bei der Abwehr von Krankheitserregern. Sie leben auf der Haut und hemmen vor allem das Wachstum schädlicher Pilze. Durch übertriebene Reinlichkeit wird die Hautflora zerstört, was Hautinfektionen begünstigt.

Von der Bedeutung der Haut als *Abwehrorgan* wußte man bis vor kurzem nur wenig. Der Fett-Säure-Schutzmantel und die Hautflora tragen mit zur Körperabwehr bei, ferner nutzte man die Fähigkeit der Haut, spezielle Abwehrstoffe zu bilden, bei Schutzimpfungen. Nach neuesten Erkenntnissen, die an der amerikanischen Columbia-Universität von Dr. Richard L. Edelson gewonnen wurden, gehen die Abwehrfunktionen der Haut aber weit über das bisher bekannte Maß hinaus. Im Grunde ist die Haut sogar als Quelle der Abwehrkräfte insgesamt anzusehen, weil sie eine entscheidende Rolle bei der Reifung der T-Lymphozyten spielt. Diese speziellen weißen Blutkörperchen erfüllen 3 wesentliche Aufgaben:

- Als Killer-Lymphozyten zerstören sie Krankheitserreger und das dem Körper fremd gewordene (entartete) Eiweiß von Krebszellen;
- als T-Helfer-Zellen tragen sie mit dazu bei, daß die B-Lymphozyten (eine andere Form weißer Blutkörperchen, die man als Memory- oder Gedächtniszellen bezeichnet) beim erneuten Kontakt mit Krankheitserregern oder Krebszellen sofort ihre gespeicherten Informationen zur Produktion spezieller Abwehrstoffe weitergeben;
- als Suppressor-Lymphozyten unterdrücken sie unerwünschte Abwehrreaktionen, die dem Körper selbst schaden.

25

Bisher nahm man an, daß diese ungemein wichtigen Abwehr-stoffe als Thymozyten in der Thymus-(Brust-)drüse heranrei-fen und dann als T-Lymphozyten bestimmte Bezirke der Lymphknoten und Milz besiedeln, um ihre Abwehrfunktionen zu erfüllen. Nach den neuen Erkenntnissen aus den USA rei-fen diese Abwehrstoffe aber zum großen Teil in der Haut heran, die – so Dr. Edelson – nach Struktur und Funktionen stark der Thymusdrüse ähnelt. Da diese hinter dem Brustbein gelegene Drüse mit der Pubertät bis auf Reste in Fettgewebe umgewandelt wird, kann man annehmen, daß danach die T-Lymphozyten vorwiegend in der Haut reifen müssen.

Auf Grund dieser neuen, für die Medizin der Zukunft wegweisenden Erkenntnis kommt der Haut neue Be-deutung für die Erhaltung der Gesundheit und Heilung von Krankheiten zu. Sie benötigt deshalb sorgfältige Pflege mit natürlichen Mitteln, die ihre Funktionen stär-ken und kräftigen, und Hauterkrankungen erfordern konsequente ganzheitliche Behandlung bis zur völligen Ausheilung der Ursachen. Andernfalls können sie die Gesundheit insgesamt in Mitleidenschaft ziehen.

Nachdem wir nun Aufbau und Funktionen der Haut genau kennen, wollen wir uns eingehend mit der Schuppenflechte als häufigster Erkrankung der Haut befassen.

Schuppenflechte – die verbreitetste Erkrankung der Haut
– Ursachen und Verlauf der Psoriasis –

Genaugenommen ist es nicht ganz korrekt, einfach von der Schuppenflechte zu sprechen, denn es gibt verschiedene Formen. Da aber die »gewöhnliche« Schuppenflechte *(Psoriasis vulgaris)* rund 95 % aller Fälle ausmacht, hat es sich eingebürgert, sie mit dem Oberbegriff gleichzusetzen. In den folgenden Kapiteln ist stets diese häufigste Form der Krankheit gemeint. Auf die seltenen anderen Formen gehen wir später noch gesondert ein.

Man schätzt heute, daß ungefähr 2 % aller Menschen an Schuppenflechte leiden, allein in der Bundesrepublik Deutschland also über 1 Million. Allerdings gibt dieser Prozentsatz nur die Zahl der Erkrankten zum Zeitpunkt der statistischen Erhebung an. Diejenigen, die früher krank waren und geheilt wurden, werden dabei nicht erfaßt. Deshalb muß man davon ausgehen, daß tatsächlich wesentlich mehr Menschen im Laufe ihres Lebens einmal an Psoriasis erkranken. In Hautkliniken macht der Anteil der Psoriatiker 4–8 % aller Patienten aus. Aber es kommen natürlich längst nicht alle an Psoriasis Erkrankten in die Klinik, so daß man diesen Prozentsatz nicht einfach übernehmen kann.

Auch wenn es bisher also noch keine verläßlichen Zahlen gibt, darf man doch davon ausgehen, daß die Schuppenflechte die häufigste Hautkrankheit darstellt, sieht man einmal von der Pubertätsakne ab, unter der die meisten Jugendlichen vorübergehend mehr oder minder ausgeprägt leiden.

Allerdings kommt die Schuppenflechte nicht in allen Regionen der Erde gleich häufig vor. Statistiken ergaben zum Beispiel, daß die Krankheit in Afrika und Japan deutlich geringer verbreitet ist. Dafür steht die wissenschaftliche Erklärung noch aus. Möglicherweise spielt die andere Hautfarbe eine Rolle, aber das ist vorläufig bloße Spekulation.

Die Psoriasis kann praktisch in jedem Alter beginnen. Besonders häufig stellen sich die ersten Symptome zwischen dem 10. und 20. Lebensjahr und zwischen 50 und 65 Jahren ein. Männer scheinen etwas häufiger als Frauen betroffen. Wenn in einer Familie schon Fälle von Schuppenflechte vorkamen, erhöht sich das Risiko der Erkrankung, weil Erbanlagen eine Rolle spielen. Aber auch bei entsprechender ungünstiger Veranlagung muß es nicht unbedingt zum Ausbruch der Hauterkrankung kommen.

Obwohl die Psoriasis nicht ansteckend ist, erkranken die Ehe- oder Lebenspartner von Psoriatikern häufiger daran. Dafür gibt es bisher ebensowenig eine stichhaltige Erklärung wie für die Tatsache, daß Metzger und andere Menschen, die beruflich häufig mit Tierhäuten zu tun haben, besonders anfällig für die Krankheit zu sein scheinen. Vielleicht spielen bei den Ehe- und Lebenspartnern, die gemeinsam unter Psoriasis leiden, noch ungeklärte seelische Faktoren eine Rolle.

Merkwürdig ist schließlich auch noch, daß die Schuppenflechte häufig Menschen befällt, die sonst nur selten krank werden. Dafür steht eine Erklärung ebenfalls noch aus.

Das äußere Symptomenbild

Der Verlauf der Krankheit ist individuell sehr uneinheitlich. Sie kann mit hartnäckigen, aber leichteren Hauterscheinungen einhergehen, die jahre- bis jahrzehntelang unverändert anhalten und keine Beschwerden verursachen, sondern allenfalls kosmetisch stören und seelisch belasten, wenn sie sich an sichtbaren Hautstellen befinden.

In vielen Fällen verläuft die Psoriasis chronisch, wobei es ab und zu zur akuten Verschlimmerung des äußeren Erscheinungsbildes kommen kann. Ihr folgen dann oft längere Phasen, in denen die Hauterscheinungen weitgehend oder ganz verschwinden, um irgendwann – vielleicht erst nach Jahrzehnten – erneut aufzuflammen.

Schließlich gibt es auch Formen, bei denen sich die Schuppenflechte zunehmend verschlimmert und schließlich den ganzen Körper bedeckt. Aber das bleiben zum Glück die Ausnahmen. In der Regel erleben die Betroffenen längere Zeiten fast ohne Beschwerden, die ab und zu von kürzeren Schüben der Verschlimmerung unterbrochen werden.

Selbst in schwersten Fällen, die jahre- bis jahrzehntelang dauerten, kann es zuweilen ohne ersichtlichen Grund zur spontanen Ausheilung der Krankheit kommen. Dafür gibt es noch keine befriedigende Erklärung.

Die Hauterscheinungen können am gesamten Körper auftreten, aber es gibt einige Hautzonen, die bevorzugt befallen werden. Dazu gehören Kopfhaut, Schultergürtel, Ellbogen, Lenden-Kreuzbein-Region und Knie. Im Gesicht sowie an den Hand- und Fußflächen tritt die Schuppenflechte relativ selten auf. Im Extremfall ist die gesamte Oberfläche der Haut dicht mit Psoriasisherden übersät.

Zum Teil kommen die Hauterscheinungen symmetrisch am Körper verteilt vor, das heißt, sie betreffen auf beiden Körperhälften genau die gleichen Hautzonen. Eine Erklärung dafür gibt es nicht, denn häufiger treten die Symptome wahllos am Körper verteilt auf. Aber Zufall kann bei der symmetrischen Anordnung ausgeschlossen werden, dazu beobachtet man dieses Verteilungsmuster doch zu häufig.

Besonders oft befällt die Psoriasis die Kopfhaut. Rund die Hälfte aller Psoriatiker leidet hier unter Veränderungen. In der Mehrzahl der Fälle handelt es sich nur um wenige schuppige Herde, die unter dem Haar verborgen bleiben. Zuweilen treten aber auch ausgedehnte Kopfhautherde mit dicken Krusten auf, die deutlich sichtbar sind. Dann leiden die Patienten unter Umständen auch an unangenehmen Mißempfindungen am Kopf und unter starkem Abfall der Schuppen, der auf die Umwelt abstoßend wirken kann. Das Wachstum der Haare wird durch die Kopfhautpsoriasis jedoch nicht beeinträchtigt, wie viele Betroffene fürchten.

Zum auffälligen Schuppen der Kopfhaut kommt es nicht nur bei Psoriasis. Viele Menschen leiden darunter, weil ihre Kopfhaut zuviel Fett produziert, so daß fettglänzende Schuppen entstehen. Dabei kann die Kopfhaut selbst eher trocken wirken, denn das Fett wird nicht gleichmäßig darauf verteilt. Auch beim Kopfhautekzem, das meist mit übermäßiger Fettproduktion in Zusammenhang steht, bilden sich auffallend viele gelbliche Fettschuppen. Darüber hinaus gibt es noch eine Reihe anderer Kopfhauterkrankungen, die mit abnormer Schuppung einhergehen können. Die Ursachen lassen sich nur durch fachmännische Untersuchung genau klären.

Die Schuppenflechte ist (meist) nicht schmerzhaft, sondern hauptsächlich wegen der sichtbaren Hautveränderungen und der Neigung zu Rückfällen sehr quälend. Das kann die Patienten seelisch zermürben, in tiefe Depressionen und sogar in den verzweifelten Selbstmordversuch treiben. Juckreiz kann an den Herden auftreten, ist aber keineswegs die Regel, sondern kommt nur bei relativ wenigen Patienten stärker vor. In seltenen Fällen klagen die Betroffenen über allgemeines Unwohlsein oder ein Wundgefühl an den befallenen Hautpartien. Wenn in Ausnahmefällen einmal die Hand- und Fußflächen von der Psoriasis betroffen sind, treten dort häufig Hautrisse auf, die erhebliche Schmerzen verursachen.

In der Mehrzahl der Fälle verläuft die Psoriasis in bestimmten Stadien. Am Anfang stehen ein oder mehrere, meist stecknadelkopfgroße oder auch etwas größere, gerötete Hautflecken. Sie werden allmählich größer und können auch noch an anderen Stellen auftreten. Jeder Fleck ähnelt einer Scheibe, die sich scharf von der übrigen Haut abhebt. Er kann rund, oval oder unregelmäßig begrenzt sein, manchmal fließen auch mehrere Flecken zusammen. An der Oberfläche sind die Herde rauh und schuppig, zum Teil wirken die Schuppen silbrig oder sehen wachsartig aus. Besonders viele Schuppen treten an den Herden auf der Kopfhaut, an Ellbogen, Knien und Beinen auf.

Im allgemeinen kommt es nach einigen Wochen zum Übergang in die stabile Phase. Jetzt vergrößern sich die Herde nicht mehr. Im Durchschnitt haben sie einen Durchmesser von 5–8 cm erreicht.

Nach einiger Zeit verblassen die Herde, die Schuppenbildung geht zurück, und allmählich können sie ganz verschwinden. Aber das bedeutet noch keine Heilung, denn aus unbekannten Gründen kehren die Herde später nicht selten wieder zurück.

Allerdings kann es im Anschluß an die stabile Phase ohne erkennbare Ursache auch zur erneuten Vergrößerung der Herde kommen, die sich schlimmstenfalls über die gesamte Haut ausdehnen.

Meist läßt sich die Schuppenflechte eindeutig diagnostizieren. Manchmal fällt es aber auch dem erfahrenen Fachmann schwer, die Krankheit genau zu erkennen, denn es gibt ähnliche Krankheitsbilder der Haut. Zu denken ist an Ekzeme, die im Gegensatz zur Psoriasis aber fast immer jucken, an die Kälberflechte (eine Hautpilzkrankheit), die ebenfalls juckt, oder an die Stachelflechte, die immer nur den Haarbalg befällt, manchmal stark juckt und meist innerhalb einiger Monate wieder verschwindet. Auf die genaue Beschreibung dieser Krankheitsbilder kann hier verzichtet werden, weil die Unterscheidung stets nur dem Fachmann möglich ist.

In unklaren Fällen müssen verschiedene Untersuchungen durchgeführt werden. Beim Verdacht auf ein Ekzem kann ein Allergietest angebracht sein, die Erreger der Kälberflechte erkennt man sicher, wenn man einige Hautschuppen unter dem Mikroskop betrachtet.

Falls diese Untersuchungen immer noch keine Klarheit schaffen, kann eine Hautbiopsie erforderlich werden. Dazu entnimmt man in örtlicher Betäubung ein kleines Stück Haut und untersucht es unter dem Mikroskop. Dieser kleine Eingriff ist völlig ungefährlich und wird ambulant durchgeführt.

Alle diese Untersuchungen müssen bei den meisten Psoriatikern jedoch nicht erfolgen, denn in der Regel genügt der Sichtbefund, um eine sichere Diagnose zu stellen.

Veränderungen in der Haut

Nach heutigem Wissen spielt sich die Schuppenflechte nicht nur an der Hautoberfläche ab und beschränkt sich auch nicht auf die sichtbaren Krankheitsherde. Vielmehr kommt es auch zu Veränderungen in der Ober- und Lederhaut und in der scheinbar gesunden Haut der Umgebung.

Psoriasis setzt vor allem die Schutzwirkung der Oberhaut herab. Die kranke Haut verliert bis zu 10mal mehr Flüssigkeit als die gesunde, was bei ausgedehnten Herden zu erheblichem Flüssigkeitsmangel führen kann. Umgekehrt wird sie aber auch durchlässiger für Stoffe, die von außen eindringen, wie Schadstoffe der Umwelt, aber auch Arzneimittel. Krankheitserreger können jedoch auch bei Psoriasis die Haut nicht so einfach durchdringen, weil sie von den schnell nach außen wandernden Zellen meist ausgeschwemmt werden. Deshalb kommt es auch relativ selten zu Infektionen der kranken Haut.

Die Veränderungen der Oberhaut setzen auch ihre Geschmeidigkeit herab, und es kann zu Rissen in der Haut kommen. Besonders an den Hand- und Fußflächen, wo die Schuppenflechte allerdings nur selten vorkommt, sind diese sehr unangenehm und schmerzhaft.

Zu den auffälligsten Veränderungen in der Oberhaut des Psoriatikers gehört deren Verdickung. Sie erklärt sich einmal aus der enormen Zunahme der Zellzahl und Anschwellung der einzelnen Zellen. Außerdem nimmt der Flüssigkeitsgehalt der Oberhaut zu und verdickt sie noch weiter.

Die Ursachen der beschleunigten Zellteilung konnten noch nicht sicher geklärt werden. Normalerweise beobachtet man sie nur nach Hautverletzungen. Manche Fachleute nehmen an, daß die Schuppenflechte in erster Linie durch dieses abnorme Zellwachstum verursacht wird. Wahrscheinlicher ist, daß es sich auch dabei nur um ein Symptom der Krankheit handelt.

Die beschleunigte Zellteilung erklärt auch die Schuppenbildung. Die vermehrt produzierten Zellen wandern wesentlich schneller nach außen; normalerweise dauert das 30 Tage, bei Schuppenflechte aber nur 4–5 Tage. Deshalb verhornen sie nur unvollständig und können nicht rasch genug abgestoßen werden, sondern haften als typische Schuppen auf den Psoriasisherden.

Auch an den Rändern der Herde ist das Wachstum der Oberhautzellen noch abnorm beschleunigt. Ferner stellte man hier fest, daß das Wasserbindungsvermögen verringert ist und auch die Blutgefäße nicht richtig funktionieren. Diese Veränderungen der scheinbar gesunden Haut nehmen ab, je weiter sie vom Krankheitsherd entfernt ist.

In der Lederhaut kommt es bei der Schuppenflechte hauptsächlich zur abnormen Erweiterung der Blutgefäße. Dadurch wird die Durchblutung der Herde gesteigert, sie wirken rot und neigen zu Blutungen. Außerdem tauchen in der Lederhaut vermehrt weiße Blutkörperchen auf, wie man sie sonst nur bei Entzündungen vorfindet.

Die Grundursachen der Schuppenflechte

Trotz intensiver Forschungen in aller Welt gelang es bisher noch nicht, die Ursachen der Psoriasis ausreichend zu klären. Wir müssen uns deshalb darauf beschränken, einige wichtige Faktoren zu diskutieren, die wahrscheinlich eine bedeutende Rolle bei der Entstehung der Krankheit spielen. Das geschieht immer unter dem Vorbehalt, daß die verschiedenen theoretischen Vorstellungen alle noch nicht hinreichend bewiesen werden konnten. Vielleicht findet man in absehbarer Zeit die tatsächlichen Ursachen, die dann die bisherigen Vorstellungen bestätigen oder ein Umdenken erforderlich machen können.

Ungünstige Erbfaktoren

Die Schuppenflechte scheint nach heutigem Wissensstand mit Erbanlagen in Beziehung zu stehen. Wenn ein Elternteil an Psoriasis leidet, beträgt die Wahrscheinlichkeit, daß auch die Kinder daran erkranken, ungefähr 1:3. Anders gesagt: Von 3 Kindern wird wahrscheinlich 1 an Schuppenflechte erkranken. Wenn beide Eltern Psoriatiker sind, erhöht sich die Wahrscheinlichkeit auf 1:2.

Aus der Zwillingsforschung wissen wir, daß hier eine besonders hohe Krankheitswahrscheinlichkeit besteht. Wenn ein Zwilling an Psoriasis leidet, erkrankt der eineiige andere mit 90%iger Wahrscheinlichkeit ebenfalls daran, der zweieiige immer noch mit 70%iger Wahrscheinlichkeit.

Nun gibt es an dieser Vererbungstheorie allerdings auch einige begründete Zweifel. Unerheblich dabei ist, daß die Schuppenflechte auch erst im höheren Alter beginnen kann, denn das beobachtet man auch bei anderen Erbkrankheiten. Wenn es sich aber bei der Psoriasis um eine typische Erbkrankheit handelte, dann müßten eineiige Zwillinge wegen ihrer genau gleichen Erbmasse entweder beide oder beide nicht daran erkranken. Weshalb aber nur 90 % der eineiigen Zwillinge an Schuppenflechte leiden, wenn der andere erkrankt ist, konnte bisher noch nicht geklärt werden.

Hinzu kommt, daß die Psoriasis – wenn überhaupt – nicht nach dem Muster vererbt wird, das wir von vielen anderen Erbeigenschaften kennen. Vielmehr scheint es, daß die mögliche Vererbung Gesetzen folgt, die wir von allgemeinen Eigenschaften (etwa Körpergröße) kennen, bei denen die Erbfaktoren beider Eltern mitwirken. Wenn beide Eltern an Schuppenflechte leiden, ist das kein Widerspruch zur Vererbungstheorie, wohl aber dann, wenn nur ein Elternteil erkrankt ist und einzelne Kinder ebenfalls Psoriasis bekommen.

Schließlich darf man nicht vergessen, daß die Schuppenflechte keineswegs immer nur bei Menschen auftritt, in deren Familien sie bereits früher vorkam. Bei jedem 3. Psoriatiker läßt sich eine familiäre Vorbelastung nicht feststellen, so daß auch keine Vererbung der Krankheit anzunehmen ist. Vielleicht erklärt sich die Krankheit in solchen Fällen aus Veränderungen des Erbguts nur beim Patienten selbst, die aus unterschiedlichen Gründen entstehen können. Es ist aber auch vorstellbar, daß die vererbten Anlagen zur Schuppenflechte nicht in jedem Fall zur akuten Krankheit führen müssen, sondern nur unter bestimmten Voraussetzungen, die wir bisher jedoch noch nicht kennen.

Bislang steht also lediglich fest, daß die Schuppenflechte familiär gehäuft vorkommt. Ob sich das aber unmittelbar aus ungünstigen Erbfaktoren erklärt und wie die Vererbung erfolgt, kann noch nicht beantwortet werden. Untersuchungen zu diesem Problem laufen weltweit, sichere Erkenntnisse stehen noch aus.

Zwei Theorien könnten vielleicht erklären, weshalb die Psoriasis familiär gehäuft auftritt. Die psychosomatische Vorstellung beruht auf der Beobachtung, daß die Schuppenflechte durch seelische Einflüsse verschlimmert wird. Es kann nicht ausgeschlossen werden, daß bestimmte psychische Eigenarten, die in der frühen Kindheit durch ein bestimmtes Milieu in der Familie erworben wurden, den späteren Ausbruch der Krankheit erklären. Da alle Mitglieder der Familie im gleichen Milieu leben, könnte sich daraus auch die familiäre Häufung ableiten lassen. Ob daneben auch noch Erbfaktoren eine Rolle spielen, die vielleicht nur unter bestimmten seelischen Bedingungen zur akuten Krankheit führen, läßt sich noch nicht beantworten. Allein aus seelischer Ursache entsteht die Schuppenflechte mit hoher Wahrscheinlichkeit aber nicht.

Die andere Theorie nimmt an, daß bei der Schuppenflechte

Viren eine Rolle spielen. Zwar kann man sich die Krankheit nicht wie eine Erkältung oder andere Virusinfektion durch bloßen Kontakt mit den Betroffenen zuziehen, aber vielleicht spielen Viren eine Rolle, die nur unter bestimmten Voraussetzungen eine Erkrankung verursachen, möglicherweise sogar jahre- bis jahrzehntelang »stumm« im Körper bleiben. Die Infektion mit solchen »langsamen« (Slow-)Viren könnte bereits in der Kindheit in der Familie erfolgen. Vorstellbar ist ferner, daß diese Viren nur dann Schuppenflechte verursachen, wenn gleichzeitig bestimmte Erbfaktoren vorliegen. Aber auch für diese Theorie fehlen bislang genügend Beweise.

Störungen der Körperabwehr
In den Psoriasisherden findet man vermehrt weiße Blutkörperchen (Lymphozyten), die bei bestimmten Sonderformen der Krankheit zu Eiterungen führen. Normalerweise sind diese Lymphozyten unter anderem für die Abwehr von Entzündungen zuständig. Bei der Schuppenflechte besteht aber keine Entzündung. Es scheint vielmehr, daß 2 andere Ursachen für das abnorme Verhalten der weißen Blutkörperchen verantwortlich sind, und zwar:

● ein besonderer Faktor im Blut, der die Lymphozyten zur abnormen Aktivität anregt, die sich nicht nur auf die Psoriasisherde beschränkt;
● bestimmte Substanzen in den Krankheitsherden selbst, die weiße Blutkörperchen geradezu anzulocken scheinen.

Diese beiden Forschungsergebnisse versteht man bisher zwar noch nicht ganz, aber sie weisen den Weg für weitere Untersuchungen. Vielleicht lösen sie eines Tages das Rätsel der Psoriasis.

Hinzu kommt noch der Verdacht, daß die Körperabwehr bei Schuppenflechte in eigenartiger Weise gestört ist. Normalerweise greifen die Abwehrstoffe nur Krankheitserreger und andere körperfremde, entartete Eiweiße (zum Beispiel Krebszellen) an. Aus noch nicht genau geklärten Ursachen richten sich die Abwehrstoffe manchmal auch gegen körpereigenes gesundes Gewebe. Daraus entwickeln sich verschiedene Autoimmun-(Autoaggressions-)kranheiten, vielleicht auch die Psoriasis.

Die Erforschung der Autoimmunkrankheiten, zu denen wahrscheinlich auch manche Rheumaformen gehören, ist sehr kompliziert und geht deshalb nur langsam voran. Daher kann man heute noch nicht mit Sicherheit davon ausgehen, daß die Psoriasis tatsächlich damit in Zusammenhang steht. Berücksichtigt man aber das abnorme Verhalten der weißen Blutkörperchen bei der Schuppenflechte mit, wird es zumindest wahrscheinlich, daß Störungen der Körperabwehr eine Rolle spielen, vielleicht sogar die Hauptursachen sind. Von der weiteren Aufklärung dieser Zusammenhänge darf man in absehbarer Zukunft neue Einsichten und erfolgversprechendere Therapieansätze erwarten.

Störungen der Körperabwehr können auch mit ungünstigen Erbanlagen in Beziehung stehen, die vielleicht nur unter bestimmten Umständen zum Tragen kommen. Die beiden Theorien lassen sich also zwanglos miteinander vereinbaren, wenn man davon ausgeht, daß die Schuppenflechte nicht auf eine einzige Ursache zurückzuführen ist.

Defekte der Hautzellen

Natürlich untersuchte man auch, ob bei Schuppenflechte Schäden direkt an den von der Krankheit betroffenen Zellen der Haut vorliegen. Lange Zeit kam man in dieser Frage aber nicht weiter. Erst als spezielle Untersuchungsmethoden unter dem Elektronenmikroskop entwickelt worden waren, kam man den Zelldefekten auf die Spur.

Hauptsächlich spielt bei Psoriasis wahrscheinlich die Beobachtung eine Rolle, daß die Verbindungen zwischen den einzelnen Zellen in den Krankheitsherden nicht intakt sind. Gerade diese Verbindungsstellen sind aber mit von Bedeutung für die Art, wie Zellen wachsen und sich teilen. Allerdings ist es noch nicht möglich, diese Erkenntnis richtig zu interpretieren. Abgesehen von den gestörten Verbindungen ergaben die elektronenmikroskopischen Untersuchungen auch noch andere Defekte in den Wänden der Hautzellen, die ebenfalls mit zur Psoriasis beitragen könnten. Da es sich hierbei um komplizierte Zusammenhänge handelt, soll nicht mehr näher darauf eingegangen werden. Die Erklärungen dafür befriedigen bisher ohnehin noch nicht.

Jedenfalls scheint nach heutigem Wissen festzustehen, daß die Schuppenflechte mit durch Defekte der Hautzellen hervorgerufen wird. Möglicherweise erklären sie sich aus ungünstigen Erbanlagen und führen erst zusammen mit den oben beschriebenen Störungen der Körperabwehr zur Psoriasis. Aber das muß verläufig noch als unbewiesene Theorie verstanden werden. Vielleicht finden sich in absehbarer Zeit überzeugendere Beweise dafür, daß die Psoriasis durch eine oder alle der hier beschriebenen Grundursachen entsteht. Im Augenblick läßt sich das aber noch nicht zuverlässig beurteilen, auch wenn manches dafür zu sprechen scheint.

Andere mögliche Ursachen

Aus Beobachtungen in der Praxis kennen wir noch verschiedene Faktoren, die offensichtlich bei der Entstehung der Schuppenflechte eine Rolle spielen können. Erklären lassen sich diese Zusammenhänge aber noch nicht zufriedenstellend. Vermutlich handelt es sich dabei nicht um die Verursacher der Krankheit, sondern nur um Auslöser, die erst dann zur Psoriasis führen können, wenn noch andere Faktoren (vermutlich die beschriebenen Grundursachen) hinzukommen.

Verletzungen und ähnliche äußere Einflüsse

In der Praxis erlebt man immer wieder, daß Verletzungen der Haut die Schuppenflechte erheblich verschlimmern können. Manchmal wird die Krankheit sogar erst dadurch bei einem vorher scheinbar gesunden Menschen ausgelöst oder flammt erneut auf, nachdem sie vorher ausgeheilt schien.

Besonders gefährdet sind alle Psoriatiker, die viel mit den Händen arbeiten, also Handwerker, Hausfrauen und ähnliche Berufe, aber natürlich auch Kinder, bei denen sich Gelegenheitsverletzungen nie ausschließen lassen. Auf die Schwere der Verletzung scheint es bei der Schuppenflechte nicht anzukommen, schon ein kleiner Schnitt oder eine andere Bagatellverletzung kann genügen, um an der verletzten Stelle einen neuen Krankheitsherd entstehen zu lassen. Vorsorglich empfiehlt es sich deshalb, bei der Arbeit mit den Händen stets Schutzhandschuhe zu tragen.

Auch der Versuch, die Schuppen auf den Herden abzukratzen, kann eine Verschlimmerung bewirken. Dazu neigen besonders Kinder, aber auch Erwachsene können nicht immer widerstehen, vor allem, wenn die Psoriasis mit Juckreiz einhergeht.

Beim Kratzen entsteht immer eine kleine Wunde auf dem Krankheitsherd, und meist kommt es zur Blutung, weil die Herde abnorm stark durchblutet sind. Deshalb Hände weg von den Herden, denn die Schuppen lassen sich durch Kratzen ohnehin nicht dauernd entfernen, und gegen das Jucken gibt es geeignete, rasch wirksame Mittel! Schon die kleinste Kratzwunde kann den Herd vergrößern oder sogar zu neuen Herden in anderen Körperregionen führen.

Zu den äußeren Einflüssen, die das Krankheitsbild der Psoriasis verändern, gehören schließlich auch noch die ultravioletten Strahlen (Sonne, Höhensonne, Solarium). Im allgemeinen bessert diese Strahlung die Erkrankung oder verschlimmert sie wenigstens nicht, aber es gibt auch Ausnahmefälle, in denen sich die Schuppenflechte dadurch deutlich verschlechtert. Voraussagen läßt sich das nie, man muß aus praktischer Erfahrung lernen. Wenn die UV-Strahlen schaden, dürfen keine künstlichen Bestrahlungen oder Sonnenbäder durchgeführt werden, und im Sommer muß die Haut durch entsprechende Kleidung und Kopfschutz vor den intensiven Strahlen der Sonne im Freien geschützt werden.

Merkwürdigerweise können alle hier genannten äußeren Risiken im Einzelfall auch einmal das Gegenteil bewirken, also die Psoriasis spontan zur Abheilung bringen. Das läßt sich bisher ebensowenig erklären wie die Verschlimmerung.

Infektionskrankheiten

Verschiedene Infektionskrankheiten, vor allem die Entzündungen der Mandeln (Angina), wie sie zum Beispiel bei Erkältung und Grippe auftreten können, verschlimmern nicht selten das Krankheitsbild. Manchmal lösen sie bei einem vorher scheinbar völlig gesunden Menschen sogar erst die Psoriasis aus. Allerdings tritt das wahrscheinlich nur dann ein, wenn zuvor schon andere Ursachen »stumm« bestanden.

Vermutlich hängt die Verschlimmerung der Schuppenflechte durch Infektionskrankheiten mit der gestörten Körperabwehr zusammen. Die weißen Blutkörperchen, die man vermehrt in Psoriasisherden findet, spielen ja als Abwehrstoffe bei allen Infektionen eine hervorragende Rolle. Wenn sie zur Abwehr einer akuten Infektionskrankheit verstärkt produziert werden (die Produktion kann von normalerweise 35 Milliarden am Tag auf bis zu 560 Milliarden weißer Blutkörperchen ansteigen), nehmen sie wahrscheinlich auch in der Haut sehr stark zu, so daß es bei entsprechender Vorbelastung zum Ausbruch oder zur Verschlimmerung der Psoriasis kommt.

Die besondere Bedeutung der Mandelentzündung erklärt sich wohl daraus, daß die Mandeln zu den lymphatischen Geweben gehören, die bei Infektionskrankheiten mit für die Produktion von Abwehrstoffen zuständig sind.

Interessante Zusammenhänge bestehen auch zwischen Gelenkentzündungen und Schuppenflechte. Sie konnten aber auch noch nicht vollständig aufgeklärt werden. Besonders auffällig ist dabei das HLA-(humanes Lymphozyten-Antigen-) Muster; dabei handelt es sich um biochemische Stoffe an der Oberfläche aller Körperzellen, die mit zum System der Körperabwehr gehören. Sie entscheiden zum Beispiel nach einer Organverpflanzung mit darüber, ob das Spenderorgan angenommen oder abgestoßen wird. Je mehr sich die HLA-Muster des Organspenders und -empfängers ähneln, desto eher wird das Organ vom Körper angenommen. Menschen, die unter rheumatischen Gelenkentzündungen leiden, weisen ein ähnliches HLA-Muster wie Psoriatiker auf. Aus dieser Tatsache ergeben sich in absehbarer Zeit vielleicht neue Erkenntnisse zur Entstehung der Schuppenflechte und erfolgversprechende Therapieansätze. Da die komplizierten Zusammenhänge aber nur schwer und zeitraubend zu erforschen sind, wird es bis dahin wohl noch geraume Zeit dauern.

Einfluß der Ernährung

Die Haut arbeitet unter anderem als Ausscheidungsorgan, ist also mit zuständig für die Entfernung von Stoffwechselschlakken, die bei der Verarbeitung der Nahrung im Körper anfallen. Deshalb spielt die Ernährungsweise bei vielen Hautkrankheiten eine mehr oder minder wichtige Rolle, besonders dann, wenn die Entgiftungsfunktionen der Leber oder die Ausscheidungen über Darm und Nieren gestört sind.

Wahrscheinlich spielt die Ernährung auch bei der Schuppenflechte eine Rolle. Man weiß allerdings noch nicht genau, welche Ernährungsgewohnheiten die Psoriasis begünstigen. Die Schulmedizin erkennt Zusammenhänge zwischen der Kost und Schuppenflechte (oder anderen Hautleiden) nur bedingt an, die praktischen Erfahrungen der Biomedizin legen eine Diät zur ergänzenden Behandlung der Psoriasis aber dringend nahe. Darauf kommen wir später bei der Therapie noch ausführlich zu sprechen.

Besonders wichtig erscheint es bei Schuppenflechte, bestehendes Übergewicht zu normalisieren. Man beobachtet oft, daß dadurch allein schon eine zum Teil sehr deutliche Besserung der Hautkrankheit eintritt. Erklären kann man sich das aber noch nicht. Eine Einschränkung der Fettzufuhr kann ebenfalls sinnvoll sein, auch wenn kein Übergewicht vorliegt.

Nach erfolgreicher Psoriasisbehandlung sollte man wenigstens die schwerwiegendsten Fehler der üblichen Zivilisationskost weiterhin vermeiden, das trägt wahrscheinlich mit zur Vermeidung von Rückfällen bei. Leider scheint es aber nicht möglich, den ersten Ausbruch der Schuppenflechte durch vorbeugende Kostumstellung zu verhindern, etwa dann, wenn in der Familie Psoriasis vorkommt, so daß eine erbliche Vorbelastung angenommen werden muß. Freilich gilt dazu die Einschränkung, daß man eine vorbeugende Wirkung der Ernährung bisher auch noch nicht systematisch untersuchte.

Seelisch-nervöse Faktoren
Als eine Art »Spiegel« der Seele kann die Haut Auskunft über das seelische Befinden eines Menschen geben. Nicht selten werden ihre Funktionen durch seelisch-nervöse Einflüsse sogar derart gestört, daß es zu ausgeprägten Hautsymptomen kommt. Sie können dann zu weiteren seelischen Problemen führen und die Betroffenen vor allem in die Vereinsamung treiben, weil sie wegen ihrer Hautkrankheit unter Minderwertigkeitsgefühlen leiden und keine sozialen Kontakte mehr anzuknüpfen wagen.

Typisches Beispiel dafür ist die Streßakne, die bei ständiger Überforderung und ähnlichen Streßfaktoren auftritt.* Ihr Symptomenbild ähnelt dem pubertierender Jugendlicher, bei denen neben hormonellen Umstellungen während der Geschlechtsreife vermutlich auch seelische Faktoren eine Rolle spielen.

Auch bei der Schuppenflechte beobachtet man häufig einen Zusammenhang mit seelischen Vorgängen. Auffallend oft beginnt die Psoriasis unter dem Streß einer bevorstehenden Prüfung oder wird dadurch erheblich verschlimmert. Auch Todesfälle in der Familie und andere, seelisch stark belastende Alltagserfahrungen können die Schuppenflechte zum Ausbruch bringen oder bereits bestehende Symptome verschlimmern.

Es konnte bisher noch nicht sicher geklärt werden, wie sich die seelisch-nervösen Einflüsse auf die Haut auswirken, wel-

---

* Mehr über Streß erfahren Sie in dem ECON-Taschenbuch ETB 20208 »Lebensfreude trotz Leistungsdruck« von Gerhard Leibold.

che ihrer Funktionen also gestört werden. Aber es gibt keinen begründeten Zweifel mehr an diesen Zusammenhängen. Allerdings sind es wohl nie die psychischen Störungen allein, die solche Hautsymptome verursachen. Wahrscheinlich müssen schon bestimmte Voraussetzungen, die wir noch nicht genau kennen, vorliegen, ehe die seelisch-nervösen Faktoren zur Psoriasis beitragen können.

Es handelt sich bei der Schuppenflechte also nicht um eine psychosomatische (psychisch = seelisch, somatisch = körperlich) Krankheit im eigentlichen Sinn, die seelischen Einflüsse wirken vielmehr als Auslöser mit. Immerhin müssen sie aber so ernst genommen werden, daß man bei der Therapie auch das Seelenleben nicht vergessen darf.

Weitere Ursachen
Da wir von den Ursachen der Schuppenflechte bisher noch keine gesicherten Kenntnisse besitzen, werden noch eine ganze Reihe anderer Ursachen und Auslösefaktoren diskutiert. Es erübrigt sich, im Rahmen dieses Buches darauf noch weiter einzugehen, weil das nur von theoretischem Interesse wäre. 2 Fragen, die von vielen Patienten immer wieder gestellt werden, wollen wir aber noch beantworten, und zwar:

● Können Kontakte mit Haustieren und Pflanzen die Psoriasis auslösen oder verschlimmern?
● Welche Rolle spielen bei der Schuppenflechte die Schadstoffe aus der Umwelt, die ständig auf unsere Haut einwirken?

Die 1. Frage kann mit an Sicherheit grenzender Wahrscheinlichkeit verneint werden. Es gibt keinerlei Hinweise darauf, daß Pflanzen oder Haustiere mit der Schuppenflechte in irgendeiner Beziehung stehen, wie es bei Allergien durchaus der Fall sein kann. Aber die Psoriasis wird nicht durch allergische Überreaktionen verursacht, wie manche Menschen fürchten.

Die 2. Frage läßt sich nicht ganz so eindeutig beantworten. Die zahlreichen Schad- und Giftstoffe, die heute aus der Umwelt

43

auf die Haut einwirken, ergänzt durch jene Schadstoffe, die wir mit der Nahrung aufnehmen, strapazieren die Haut als Ausscheidungs- und Schutzorgan erheblich. Dadurch wird sie zweifellos anfälliger für Krankheiten. Aber ob das auch für die Schuppenflechte gilt, kann noch nicht beantwortet werden. Ausschließen läßt es sich nicht, wenn man bedenkt, daß bei Psoriasis Störungen der Körperabwehr vorliegen, die unter anderem für die Abwehr von Schad- und Giftstoffen zuständig ist. Allein können aber auch diese schädlichen Umweltsubstanzen nicht zur Schuppenflechte führen, sondern immer nur im Zusammenhang mit anderen Faktoren. Sie wirken also – wenn überhaupt – mit als Auslöser oder verschlimmern die Krankheit.

Seltene Sonderformen der Schuppenflechte

Bisher war immer nur von der »gewöhnlichen« Schuppenflechte *(Psoriasis vulgaris)* die Rede. Rund 5 % aller Psoriatiker leiden aber an einer der seltenen Sonderformen, mit denen wir uns jetzt beschäftigen wollen. Sie treten nicht nur an den Körperregionen auf, die bevorzugt von der Psoriasis vulgaris befallen werden, sondern auch noch an den Hand- und Fußflächen, Finger- und Fußnägeln, unter den Brüsten, an den Ohren, manchmal auch am gesamten Körper.

Die Psoriasis generalisata *(psoriatische Erythrodermie)* kommt sehr selten vor. Sie kann sich allmählich aus einer Psoriasis vulgaris mit örtlich begrenzten Herden entwickeln oder plötzlich sehr rasch den gesamten Körper überziehen. Die Krankheitsherde unterscheiden sich von den anderen Psoriasisherden meist dadurch, daß sich weniger Schuppen darauf befinden; dafür ist die Haut aber unterschiedlich stark gerötet. Darüber hinaus zieht diese Form das Allgemeinbefinden oft viel stärker als die anderen Psoriasisformen in Mitleidenschaft. Insbesondere kann es zu erheblichen Flüssigkeitsverlusten durch die kranke Haut und Unterkühlung kommen.

Die Behandlung der generalisierten Schuppenflechte erweist sich meist als schwierig und langwierig. Allein von außen läßt sich kaum etwas erreichen, weil man ja nicht immer den gesamten Körper einreiben kann. Deshalb beschränkt man sich oft darauf, von außen her nur die besonders schlimm befallenen Hautbezirke zu behandeln und hauptsächlich eine innere Therapie durchzuführen. Dazu können im Einzelfall auch einmal chemische Arzneimittel erforderlich werden.

Eine andere seltene Sonderform der Psoriasis betrifft im Gegensatz zur einfachen Schuppenflechte bevorzugt Kinder und Jugendliche zwischen 8 und 16 Jahren. Sie wird als Psoriasis guttata (gutta = Tropfen) bezeichnet, weil die kranke Haut mit vielen kleinen, tropfenähnlichen Flecken übersät ist. Zwar sind die Herde wesentlich kleiner als bei der üblichen Psoriasis, treten dafür aber desto zahlreicher auf.

In der Regel beginnt die Psoriasis guttata plötzlich, meist im Anschluß an eine Mandelentzündung (Angina). Oft dauert sie nur wenige Wochen, dann verschwinden die Flecken wieder. Es gibt aber auch Fälle, in denen die Hauterscheinungen andauern und später in die Psoriasis vulgaris mit größeren Herden übergehen. Zuweilen heilt die Schuppenflechte auch nur scheinbar für einige Zeit aus und kehrt dann mit kleinen oder großen Herden wieder zurück.

Im allgemeinen eitern Psoriasisherde nicht, aber bei der seltenen Psoriasis pustulosa kommt es zu kleinen Eiterungen. Ihnen liegt allerdings keine Infektion mit Entzündung zugrunde, sondern sie erklären sich aus den massenhaft in die Haut eindringenden weißen Blutkörperchen. Bei manchen Patienten besteht gleichzeitig die einfache und die eitrige Form oder die eine geht in die andere über. Besonders unangenehm ist dabei, daß die Eiterpusteln bevorzugt die Hand- und Fußflächen befallen und deshalb teilweise stark behindern. Ganz schlimm wird es, wenn die Krankheitsherde als *Psoriasis pustulosa generalisata Typ Zumbusch* am ganzen Körper mit Eiterungen einhergehen. Dann wird das Allgemeinbefinden stark beeinträchtigt, Fieber kommt hinzu, und häufig muß das schwere Krankheitsbild in der Klinik behandelt werden.

Die Psoriasisherde bei der eitrigen Form unterscheiden sich auffällig von den üblichen. Es treten nämlich keine rötlichen Herde auf, sondern weißliche bis gelbliche Eiterbläschen. Sie färben sich nach einigen Tagen dunkelgelb bis braun, trocknen ein und fallen schließlich ab. Damit ist die Krankheit aber nicht geheilt, die Eiterungen können immer wiederkehren.

Zuweilen scheint die Psoriasis pustulosa aus der einfachen Schuppenflechte hervorzugehen, wenn diese durch Cortison behandelt wurde. Dann handelt es sich also um eine unerwünschte Nebenwirkung dieser Therapie, deren Ursachen allerdings noch nicht genau bekannt sind. Man beobachtet Verschlimmerungen durch Cortison übrigens auch bei anderen Hautleiden. Deshalb muß dieses Hormon der Nebennierenrinde mit großer Skepsis betrachtet werden und darf nur im begründeten Einzelfall vorübergehend einmal zum Einsatz kommen.

Manche Fachleute erkennen die Psoriasis pustulosa überhaupt nicht als echte Schuppenflechte an. Ob sie damit recht behalten, kann man derzeit aber noch nicht beurteilen.

Eine weitere Sonderform verläuft im Prinzip ähnlich wie die einfache Schuppenflechte. Der Unterschied besteht vornehmlich darin, daß die Herde in den Körperbeugen auftreten, also in den Ellbogen, Kniekehlen, Leistenbeugen, unter den Brüsten, in den Gesäßfalten und an anderen Körperregionen, wo sich Hautfalten bilden. Daneben bestehen aber meist noch an anderen Hautzonen die üblichen Psoriasisherde.

In erster Linie betrifft diese als Psoriasis inversa bezeichnete Sonderform Menschen zwischen dem 40. und 50. Lebensjahr, und zwar bevorzugt dann, wenn sie unter Übergewicht leiden. Das erklärt sich aus der vermehrten Faltenbildung der Haut bei Übergewicht.

Die Herde sind bei der Psoriasis inversa weniger schuppig, neigen aber zum Nässen. Deshalb spüren die Betroffenen oft ein Wundgefühl, das sehr unangenehm sein kann. Wahrscheinlich nässen die Herde, weil sich in den Hautfalten und -beugen mehr Schweiß ansammelt, der darunter nicht richtig verdunsten kann.

An den Finger- und Zehennägeln tritt die Schuppenflechte häufig auch dann auf, wenn sich einfache Herde an anderen

Hautzonen befinden. Die Nagelpsoriasis (Psoriasis unguium) kann auch in relativ wenigen Fällen isoliert auftreten, also ohne Befall der Haut. Zu den Leitsymptomen der Nagelpsoriasis gehört eine auffällige Tüpfelung der Nägel. Sie entsteht durch winzige Dellen im Nagel, die gleichmäßig verteilt sind. Da der Nagel dadurch wie die äußere Oberfläche eines Fingerhuts aussieht, spricht man auch von der *Fingerhuttüpfelung*.

Außerdem können sich die befallenen Nägel bräunlich bis grünlichschwarz verfärben und sogar vom Nagelbett ablösen. Dann erkennt man auf dem Nagelbett meist lachsrote Flecken. Die Fußnägel lösen sich seltener vom Nagelbett, sondern neigen eher zur Verdickung. Sie können dann zunächst zur Fehldiagnose einer Pilzinfektion führen, die dagegen gerichtete Therapie hilft aber nicht.

Die Behandlung der Nagelpsoriasis ist schwierig, weil sie äußerlich kaum durch Medikamente behandelt werden kann. Sie durchdringen den Nagel nicht und gelangen deshalb nicht zu den Krankheitsherden. Aber es gibt inzwischen auch geeignete Heilmittel für die Nägel.

Als letzte Sonderform kennen wir noch die Windelpsoriasis. Sie tritt bei Säuglingen an den Hautpartien auf, die mit den Windeln in Kontakt kommen. Dort entwickeln sich die typischen Herde mit Schuppen. Auch in anderen Körpergebieten können zusätzlich Herde auftreten, vor allem am Kopf, in den Achselhöhlen und Leistenbeugen.

Im allgemeinen verschwinden die Hauterscheinungen durch gezielte Behandlung bald wieder. Es gibt bislang keine Anhaltspunkte dafür, daß es nach Windelpsoriasis im späteren Leben häufiger zu einer anderen Form der Schuppenflechte kommt. Unter Fachleuten wird sogar diskutiert, ob man die Krankheit überhaupt als echte Schuppenflechte ansehen kann. Möglicherweise handelt es sich auch um einen Ausschlag, der mit der Psoriasis überhaupt nichts zu tun hat, sondern ihr nur äußerlich nach dem Symptomenbild ähnelt.

Damit kennen wir nun alle Sonderformen der Psoriasis, die insgesamt ungefähr 5 % aller Krankheitsfälle ausmachen.

Mögliche Komplikationen bei Psoriasis

Normalerweise verläuft die Schuppenflechte gutartig, und ihre Symptome beschränken sich auf die Haut. In allen einfachen Fällen kann es aber zu seelischen Störungen kommen, das hängt vor allem davon ab, ob die Hauterscheinungen an sichtbaren Körperstellen lokalisiert und über größere Hautbezirke ausgedehnt sind. Die praktische Erfahrung lehrt, daß die gesunde Umwelt auf sichtbare Psoriasisherde oft mit Abneigung und (unberechtigter) Angst vor Ansteckung reagiert. Interessant ist in diesem Zusammenhang, daß diese Reaktionen von der Schulbildung der anderen Menschen abhängen; Akademiker verhalten sich am tolerantesten gegenüber Menschen mit sichtbaren Hautkrankheiten, Menschen ohne Schulabschluß begegnen ihnen mit den meisten Vorurteilen. Auf die seelischen Folgen kommen wir noch ausführlich zu sprechen.

Daneben gibt es noch eine ganze Reihe körperlicher Komplikationen, die bei Psoriasis auftreten können. Sie kommen allerdings nur recht selten und fast immer nur bei schwerer Schuppenflechte vor. Insgesamt kann man die Hautkrankheit im Grunde sogar als relativ harmlos ansehen und darf wahrscheinlich sogar davon ausgehen, daß die Gesundheit allgemein bei Psoriasiskranken gut (oder besser als beim Durchschnitt der Bevölkerung) ist. Das mag ein schwacher Trost für die Betroffenen sein.

Gelenkentzündungen

Zu den häufigsten Komplikationen der Psoriasis, die bei jedem 20. Patienten auftreten, gehören rheumaartige Gelenkentzündungen (Arthritis). Umgekehrt leidet von 20 Patienten mit Arthritis einer auch unter Schuppenflechte. Das erklärt sich aus dem weiter vorne schon beschriebenen ähnlichen HLA-Muster bei Psoriatikern und Arthritikern. Schwere Gelenkentzündungen kommen bei Psoriasis zum Glück nur sehr selten vor, meist tritt Arthritis nur vorübergehend ohne bleibende Schäden auf.

Im Prinzip unterscheidet man 2 Formen der Gelenkentzündung, die bei Schuppenflechte als Komplikation entstehen kann, und zwar:

- Rheumaartige Arthritis, die vorwiegend die mittleren Fingergelenke, Handwurzelgelenke und Knöchel befällt, zuweilen aber auch die Hüftgelenke betrifft. Sie verläuft völlig unberechenbar, kann nach Besserungen immer wieder auftreten und verschwindet im günstigsten Fall schließlich von selbst. Symptomatisch sind Schmerzen, Schwellungen und Einschränkung der Beweglichkeit der Gelenke. Unbehandelt und in schweren Fällen führt diese Komplikation zu bleibenden Gelenkschäden (Arthrose), durch rechtzeitige fachmännische Behandlung läßt sich das aber meist vermeiden.

- Während rheumaartige Gelenkentzündungen auch bei Menschen ohne Schuppenflechte auftreten, betrifft die *Psoriasis arthropathica* ausschließlich Psoriatiker. Sie entsteht meist an den Endgelenken der Finger, kann auf die Kiefergelenke und kleinen Gelenke zwischen den Wirbeln übergreifen. Die Gelenke schwellen an und schmerzen, ihre Beweglichkeit wird eingeschränkt, schlimmstenfalls wird das Gelenk bleibend geschädigt und zerstört (Arthrose), wenn die Behandlung des Fachmanns nicht rechtzeitig beginnt.

Die Arthritis kann im Einzelfall viel quälender als die Schuppenflechte selbst sein. Sie darf aber auch dann nicht auf die leichte Schulter genommen werden, wenn nur mäßige Beschwerden bestehen; denn nur bei frühzeitiger richtiger Therapie lassen sich bleibende Gelenkschäden verhindern.

Störungen der Wärmeregulation

Zu den unangenehmsten Folgen der Schuppenflechte gehören Störungen der Wärmeregulation des Körpers. Sie können sich sowohl durch Überhitzung als auch durch Unterkühlung auswirken.

Zur *Überhitzung des Körpers,* die im Extremfall zur starken Erhöhung der Körpertemperatur führen kann, kommt es dann, wenn die Schuppen auf den Psoriasisherden die Poren der Schweißdrüsen verstopfen. Dann funktioniert die Temperaturregulierung über die Haut, an der die Verdunstungskälte des Schweißes maßgeblich beteiligt ist, nicht mehr richtig, die Körpertemperatur kann sich dauerhaft mäßig erhöhen. Gefährlich wird es aber meist erst, wenn hohe Außentemperaturen bestehen oder durch eine Infektionskrankheit Fieber auftritt. Der Organismus ist dann unter Umständen nicht mehr in der Lage, die Körpertemperatur zu beherrschen; sie erhöht sich so stark, daß sogar das Leben gefährdet werden kann. In solchen Fällen muß zur Vermeidung schwerwiegender Komplikationen stets bald der Arzt oder der Heilpraktiker konsultiert werden.

Die allgemeine *Unterkühlung des Körpers* kommt durch die vermehrte Hautdurchblutung zustande. Dadurch wird die Haut zwar wärmer als normal, aber diese Wärme wird verstärkt abgestrahlt und beim Schwitzen abgekühlt, so daß den Patienten eine nicht ungefährliche Abkühlung des gesamten Körpers droht. Daher ist es völlig verkehrt, die zu warm wirkende Haut abzukühlen, das verschlimmert die Auskühlung des Körpers noch weiter. Vielmehr müssen sich die Betroffenen auch bei warmem Wetter ausreichend warm kleiden, selbst wenn sie das auf der Haut als unangenehm empfinden. Unter keinen Umständen dürfen sie frösteln oder frieren.

Stärkere Veränderungen der Körpertemperatur sind bei Schuppenflechte nur dann zu befürchten, wenn ausgedehnte Psoriasisherde bestehen. In leichteren Fällen kann der Organismus die Wärmeverluste oder die zurückgehaltene Wärme im allgemeinen selbständig ausgleichen, da genügend Haut intakt geblieben ist.

Herzbeschwerden – Atemnot

Die vermehrte Durchblutung der Haut bei Schuppenflechte erfordert immer verstärkte Herzarbeit. Sie hängt davon ab, wie stark die Psoriasisherde ausgedehnt sind. Bei leichter bis mittelschwerer Schuppenflechte verkraftet das gesunde Herz die Mehrarbeit ohne Probleme. Wenn die Psoriasis aber große Hautabschnitte befallen hat, können spürbare Herzstörungen auftreten. Symptomatisch sind vor allem Mißempfindungen in der Herzgegend, wie Schmerzen, Stiche, Druck- und Engegefühl. Zusätzlich kann als Zeichen der Herzüberforderung auch noch Atemnot auftreten.

In schweren Fällen nimmt das Herz infolge der ständigen Überforderung organischen, vielleicht nicht mehr rückgängig zu machenden Schaden. Insbesondere eine bleibende Schwächung des Herzens kann dann eintreten, die den gesamten Organismus in Mitleidenschaft zieht.

Bedenklich kann die Überforderung des Herzmuskels bei Schuppenflechte auch dann werden, wenn aus anderen Ursachen bereits eine organische Herzkrankheit vorliegt, etwa die verbreitete Verkalkung der Herzkranzgefäße. In solchen Fällen bedeutet die vermehrte Hautdurchblutung schon bei leichten Psoriasisformen unter Umständen eine übermäßige Herzbelastung und führt unbehandelt zu weiteren organischen Schäden.

Zum Glück treten ernstere Komplikationen am Herzen bei

Schuppenflechte aber nur relativ selten auf. Wenn der Verdacht darauf besteht, kann nur frühzeitige fachmännische Behandlung die drohenden Herzmuskelschäden verhindern.

Verdauungsstörungen

Im Magen-Darm-Kanal treten bei Schuppenflechte manchmal Schäden der Schleimhaut auf, die vor allem zu Durchfall mit »Fettstühlen« führen. Das heißt, in den zu häufig entleerten, dünnflüssigen Stühlen ist unverdautes Fett enthalten, das man auch ohne Untersuchung des Stuhls mit dem Mikroskop wahrnimmt.

In schweren Fällen kommt es zu entzündlichen Veränderungen der Magen-Darm-Schleimhaut mit Magenschmerzen, Magen-Darm-Koliken, Appetitmangel, Aufstoßen, Blähungen und Völlegefühl. Sie sind sehr hartnäckig und hinterlassen – wenn keine rechtzeitige Behandlung erfolgt – chronische Schleimhautschäden. Daraus entwickeln sich dann bald Mangelkrankheiten, auf die wir im nächsten Kapitel eingehen.

Die Verdauungsbeschwerden stehen nicht unmittelbar mit der Psoriasis in Zusammenhang, sondern entwickeln sich als indirekte Folge. Nur relativ wenige Patienten werden davon betroffen. Die Zusammenhänge sind noch nicht in allen Teilen geklärt. Man nimmt an, daß die kranke Haut bei Schuppenflechte mehr Aufbaustoffe benötigt, als ihr mit der Ernährung zugeführt werden. Diese Stoffe reißt sie zu Lasten anderer Organe, offensichtlich bevorzugt der Verdauungsorgane, an sich. Die mangelernährten Schleimhautzellen im Magen und Darm können ihre normalen Funktionen bald nicht mehr erfüllen und neigen deshalb zu krankhaften Reaktionen. Daraus entsteht allgemeine Mangelernährung, die den Zustand weiter verschlimmert.

Bei gesunder, vollwertiger Kost kann der Mehrbedarf der kranken Haut an Aufbaustoffen normalerweise gedeckt werden, sofern keine ausgedehnten Hauterscheinungen bestehen.

Psoriatiker müssen also ganz besonders auf richtige Ernährung achten. Großflächige Psoriasisherde können vorsorglich eine Ergänzung der Kost durch geeignete Diätmittel erfordern, die der Therapeut nach Bedarf verordnet.

Blutarmut und andere Mangelzustände

Die Mangelzustände, die man bei Psoriatikern beobachtet, stehen in enger Beziehung zu den oben beschriebenen Verdauungsstörungen und treten ebenfalls recht selten bei ausgedehnten Psoriasisherden auf. Am Anfang des Mangels stehen die gesteigerten Funktionen der Haut in den Krankheitsherden. Dadurch werden mehr Nähr- und Vitalstoffe verbraucht. Außerdem geht mit den Schuppen viel Eiweiß verloren. Das kann bereits zu stärkeren Mangelzuständen führen, die den gesamten Organismus in Mitleidenschaft ziehen. Unklare Warnzeichen, wie Abgespanntheit, chronische Müdigkeit, Konzentrations- und Leistungsschwäche oder allgemeine nervöse Störungen sind die Folgen, die durch fachmännische Untersuchung geklärt werden müssen.

Dauern die Mangelzustände längere Zeit an, kommt es hauptsächlich im Bereich des Magen-Darm-Trakts zu Schleimhautschäden mit zu häufig entleerten »Fettstühlen« und Entzündungen, weil die Haut ihren Bedarf an Nähr- und Vitalstoffen zu Lasten dieser Organe deckt. Diese krankhaften Veränderungen der Verdauungsorgane verschlimmern die Mangelzustände, weil die Nahrung nicht mehr ausreichend verwertet wird. So kommt ein Teufelskreis in Gang, der nur durch gezielte fachmännische Behandlung unterbrochen werden kann.

Zu den häufigsten Mangelkrankheiten gehört die *Blutarmut* (Anämie) mit Verminderung des Blutfarbstoffgehalts und der Zahl der roten Blutkörperchen infolge der ungenügenden Verwertung der Nahrung. Dieser Mangelzustand ist unabhängig von der Schuppenflechte bei uns weit verbreitet; hauptsächlich betrifft er Frauen im gebärfähigen Alter wegen der

Blutverluste bei der Menstruation und alte Menschen, die sich häufig falsch ernähren und/oder unter Erkrankungen der Verdauungsorgane leiden. Wenn in solchen Fällen noch Schuppenflechte hinzukommt, kann auch bei nicht so starker Erkrankung der Haut schon eine schwere Anämie drohen, ansonsten entsteht sie vorwiegend bei ausgedehnter Psoriasis am ganzen Körper.

Warnzeichen der Blutarmut, die nur vom Fachmann durch Blutuntersuchung sicher nachgewiesen werden kann, sind vor allem Leistungsschwäche, Blässe, Kopfschmerzen, Schwindel, Appetitmangel, spröde Haare, brüchige Nägel, kalte Hände und Füße, Abmagerung und Herzbeschwerden.

Auch andere Mangelzustände an Eiweiß, verschiedenen Vitaminen, Mineralstoffen und Spurenelementen können bei Schuppenflechte entstehen. Sie lassen sich ebenfalls nur durch fachmännische Untersuchung nachweisen. Die Symptome sind ähnlich unklar wie bei der Blutarmut.

Schwellungen der Knöchel

Die Schwellungen der Knöchel betreffen hauptsächlich die Füße, man beobachtet aber auch Schwellungen an den Händen. Sie können ständig bestehen oder nur zu bestimmten Tageszeiten, vor allem morgens und abends, in Erscheinung treten.

Oft stehen diese Knöchelschwellungen mit Schwäche des Herzmuskels in Zusammenhang, wie sie als Folge der Schuppenflechte auftreten kann (darüber berichteten wir weiter vorne bereits). In solchen Fällen verschwinden die Schwellungen wieder, sobald es gelingt, das Herz zu stärken.

Manche Psoriatiker leiden aber auch unter Knöchelschwellungen, ohne daß ihr Herz angegriffen ist. Dann erklären sie sich aus der abnorm vermehrten Hautdurchblutung. Sie verändert nämlich den Blutdruck in den Hautgefäßen und läßt die Gefäßwände durchlässiger werden. Wenn Blutwasser durch die undichten Blutgefäße ins Gewebe austritt, führt das zu sichtbaren Schwellungen. Diese Komplikation kommt jedoch nur sehr selten vor, wenn eine ausgedehnte Schuppenflechte besteht.

Die Unterscheidung zwischen den beiden Ursachen der Knöchelschwellung ist nur dem Fachmann sicher möglich. Da sich danach die Behandlung richtet, muß bei Schwellungen so bald wie möglich der Therapeut konsultiert werden.

Seelische Folgen

Zu den seelischen Auswirkungen der Schuppenflechte gibt es widersprüchliche Aussagen. Während manche Patienten ihre Krankheit offenbar mit stoischer Gelassenheit tragen und sich dadurch nicht die Lebensfreude und Stimmung vergällen lassen, werden andere von tiefen Depressionen gequält, aus denen sie ohne Hilfe von außen nicht mehr herausfinden. Bei länger anhaltender Krankheit oder häufigen Rückfällen kann es sogar zur Hoffnungslosigkeit, Verzweiflung und manchmal zum Selbstmordversuch kommen. Insgesamt scheint es aber, daß Psoriatiker neben ihrer (abgesehen von der Hautkrankheit) meist guten körperlichen Gesundheit auch seelisch oft robust sind, zwar unter der Psoriasis leiden, sich dadurch aber nicht so leicht unterkriegen lassen.

Die seelischen Reaktionen auf die Schuppenflechte hängen nicht allein von der Persönlichkeit der Kranken ab, eine entscheidende Rolle spielen noch 2 weitere Faktoren: Sitz der Psoriasisherde und Verhalten der Umwelt.

Es versteht sich von selbst, daß man unter einer Hautkrankheit, die äußerlich sichtbare Körperstellen betrifft, seelisch wesentlich stärker leidet als unter Krankheitsherden, die erst nach dem Entkleiden zu sehen sind. Da die Schuppenflechte das Gesicht recht selten befällt, kann man sich seelisch mit ihr abfinden und alle Gelegenheiten, bei denen andere die Herde wahrnehmen können (etwa im Schwimmbad), konsequent vermeiden. Problematisch wird es allerdings, wenn die Kopfhaut so stark befallen ist, daß die Schuppen förmlich herabrieseln und die Krusten nicht mehr vom Haar verdeckt werden. Viel helfen kann dem Patienten eine verständnisvolle Umwelt, vor allem ein Ehe- oder Lebenspartner, der sich vor den Krankheitsherden nicht ekelt oder Ansteckung fürchtet. Aber auch entferntere Verwandte, Freunde und Kollegen sollten dem Psoriatiker so natürlich wie möglich ohne Vorurteile und falsche Ängste begegnen, sonst droht ihm die soziale Isolierung bis hin zur völligen Vereinsamung. Es gibt für die gesunde Umwelt keinen vernünftigen Grund, den Patienten zu meiden wie einen Aussätzigen, denn eine Ansteckung ist nicht möglich.

Neuerdings gibt es auch immer mehr Selbsthilfegruppen von Psoriasiskranken. Sie betreiben eine Art »Gruppenpsychotherapie ohne Therapeuten«, indem sich die Teilnehmer über ihre Probleme aussprechen, gemeinsame Lösungen suchen, Erfahrungen austauschen und sich nicht zuletzt gegenseitig das Gefühl sozialer Geborgenheit ohne Vorbehalte vermitteln. (Auf diese Gruppen kommen wir bei der Therapie nochmals zu sprechen.)

Bis heute konnte nicht geklärt werden, ob seelische Störungen bereits vor dem Ausbruch der Psoriasis bestehen, diese vielleicht gar begünstigen oder sich erst als Reaktion auf die Krankheit einstellen. Ausschließen läßt sich im Einzelfall nicht, daß auch psychische Faktoren mit zur Auslösung der Krankheit beitragen, mit Sicherheit können sie den Krankheitsverlauf erheblich verschlimmern.

Auch hier treffen wir also wieder auf einen möglichen Teufelskreis: Am Anfang steht die seelisch belastende Schuppenflechte, die später durch die seelischen Reaktionen verschlimmert wird, was wiederum zu verstärkten seelischen Störungen führt . . . Daraus finden manche Betroffene aus eigener Kraft nicht mehr heraus, weil die langdauernde Erkrankung allmählich auch die seelischen Widerstandskräfte zermürbt. Dann hilft oft nur noch die fachmännische Psychotherapie.

Die Behandlung der Schuppenflechte – langwierig und nicht immer erfolgreich

Solange man die Ursachen einer Krankheit nicht genau kennt, ist es unmöglich, sie ursächlich (kausal) zu behandeln. Zwar gibt es Therapieansätze, die auf den verschiedenen Theorien zur Entstehung der Psoriasis beruhen, aber da es sich eben um theoretische Vorstellungen handelt, kann nicht zuverlässig beurteilt werden, ob man dadurch tatsächlich die Krankheitsursachen erfaßt. Im Grunde muß man also davon ausgehen, daß sich die Behandlung der Psoriasis bisher gegen die Symptome richtet.

Das bedeutet aber nicht, daß keine erfolgreiche Therapie möglich wäre. Sie erfordert allerdings viel Geduld; denn es kann Wochen bis Monate dauern, ehe die Behandlung anschlägt, und jahrelang, bis die Psoriasis dadurch dauerhaft gebessert oder vollständig ausgeheilt ist. Besonders gute Heilungsaussichten bietet die biologische Ganzheitstherapie, die gleichzeitig von innen und außen durch natürliche Heilmittel erfolgt. Chemische Medikamente können im Einzelfall vorübergehend einmal angezeigt sein, sollten wegen ihrer möglichen Nebenwirkungen aber nur so kurz wie möglich verabreicht werden.

Heilung kann bei Psoriasis keine Therapieform garantieren, aber das darf nicht entmutigen. Fast immer gelingt es, wenigstens den weiteren Krankheitsverlauf zu hemmen, Rückfälle zu vermeiden und allmählich eine deutliche Besserung herbeizuführen. Wegen der möglichen Komplikationen der Schuppenflechte und der notwendigen Anpassung der Behandlung an den Krankheitsverlauf sollte die Therapie stets mit dem biologisch orientierten Fachmann abgesprochen werden. Der Patient selbst kann aber aktiv viel mit zur Behandlung beitragen.

Spontanheilungen sind möglich

Zu den geheimnisvollsten Kapiteln der Medizin gehören die Spontanheilungen. Dafür gibt es bisher keine einleuchtende Erklärung, aber ausreichend sichere Beweise durch ärztlich genau dokumentierte Fälle. Selbst bei schwersten, aussichtslosen Krankheiten kann es sehr selten einmal plötzlich in unverhältnismäßig kurzer Zeit zur vollständigen Heilung kommen. Allein aus den Abwehrkräften des Körpers läßt sie sich kaum erklären, dazu tritt die Heilung meist viel zu schnell ein. Vermutlich spielen vor allem seelische Kräfte, die wir bisher noch nicht kennen, eine entscheidende Rolle.

Zum eigentümlichen, unberechenbaren Verlauf der Psoriasis gehören auch solche Spontanheilungen. Sie treten auch dann noch ein, wenn die Krankheit jahre- bis jahrzehntelang bestand und auf keine Behandlung nennenswert ansprach. Sogar schwerste Fälle können innerhalb weniger Tage völlig ausheilen, ohne daß später noch Rückfälle auftreten.

Manchmal stellt man bei solchen erstaunlichen Heilungen einen Zusammenhang mit Hautverletzungen oder Infektionskrankheiten fest, die aber auch zur Verschlimmerung der Psoriasis führen können. Man muß sich damit begnügen, diese Tatsache einfach zu registrieren, da es keine Erklärung gibt. Gleiches gilt für hormonelle Veränderungen, wie sie während der Pubertät, Schwangerschaft, im Wochenbett oder in den Wechseljahren auftreten; auch sie können in irgendeiner, bisher nicht geklärten Beziehung zu den Spontanheilungen stehen. Oft findet man überhaupt keinen äußeren Anlaß für die Spontanheilung; es scheint dann, als hätte der Körper sich einen »Ruck« gegeben und die Krankheit radikal beseitigt.

Das alles klingt recht vielversprechend, darf aber keinesfalls dazu verleiten, auf die Behandlung in der vagen Hoffnung zu verzichten, irgendwann werde es schon zu einer spontanen Heilung kommen. Zwar scheint es, als ob solche überraschenden Heilungen, die ohne vorhergehende Behandlung möglich sind, bei Psoriasis etwas häufiger als bei anderen Krankheiten vorkommen, darauf verlassen darf man sich aber nie, denn sie bleiben doch immer die seltene Ausnahme.

In meiner Praxis erlebte ich schon mehrfach, wie positive Selbstbeeinflussung (Autosuggestion) durch autogenes Training oder Selbsthypnose bei der Spontanheilung der Schuppenflechte eine Rolle zu spielen schien oder die Hypnosebehandlung sehr rasch half. Ob sich die spontane Ausheilung der Psoriasis in diesen Fällen aber tatsächlich daraus erklärte, kann nicht bewiesen werden. Trotzdem sollen 2 Fälle den Krankheitsverlauf veranschaulichen.

Fall 1:

Frau Elvira D. stand wegen Problemen in ihrer Ehe in meiner psychotherapeutischen Betreuung. Unter anderem wurde sie durch Hypnose behandelt. Von ihrer Schuppenflechte, die sich in der Lenden-Kreuzbein-Gegend und an den Unterschenkeln befand, wußte ich zu Beginn der Therapie nichts, da in diesem Fall keine körperliche Untersuchung erforderlich war und die Patientin selbst aus falscher Scham die Hautkrankheit verschwieg.

Nach einigen Hypnosesitzungen, die sich gegen ihre seelischen Schwierigkeiten richteten, kam sie eines Tages freudestrahlend in die Praxis. Sie hatte entdeckt, daß die Psoriasisherde am unteren Rücken fast ganz verschwunden waren und sich an den Beinen etwas gebessert hatten. Sie wollte wissen, ob sich diese »Nebenwirkung« der Hypnose nicht gezielt verstärken ließe.

Nach einiger Überlegung sah ich davon aber ab, um nicht in die automatisch in Gang gekommenen Selbstheilungsregulationen einzugreifen. Wir setzten die Hypnose unverändert fort. Innerhalb von 2 Wochen war die Psoriasis vollständig abgeheilt. Rückfälle traten während der gesamten langen Dauer der Psychotherapie nicht mehr auf.

Fall 2:

Auch Herr Walter K., ein hektischer Managertyp, kam nicht wegen der Schuppenflechte in die Praxis, sondern wegen eines Magengeschwürs. Zwar schlug ich auch eine Behandlung der Psoriasisherde vor, aber davon wollte er nichts wissen; ihm ging es nur um möglichst rasche Besserung des Magengeschwürs. Da solche Erkrankungen fast immer mit seelisch-nervösen Ursachen in Beziehung stehen, erlernte er im Rahmen der Behandlung das autogene Training, das sich in solchen Fällen oft gut bewährt hat.

Während sich das Magengeschwür aber als sehr hartnäkkig erwies, erlebten wir auch bei ihm eine erwünschte »Nebenwirkung« auf die Schuppenflechte, die bei dem Patienten vor allem den Rücken, die Ellbeugen und Kniekehlen betraf. Sobald er das autogene Training beherrschte, bildeten sich die Psoriasisherde innerhalb weniger Tage vollständig zurück, ohne daß eine gezielte Selbstbeeinflussung dagegen erfolgte.

Herr K. war sehr erstaunt über diesen Effekt. Jahrelang war er in hautärztlicher Behandlung gestanden, um die Schupppenflechte loszuwerden. Da alle Mühe vergeblich schien, hatte er sich mit den Herden, die nicht sonderlich störten, bereits abgefunden und auch alle meine Therapievorschläge abgelehnt. Und jetzt, nachdem er bereits jede Hoffnung aufgegeben hatte, kam es zu dieser unerwarteten und unerklärlichen Heilung.

Diese beiden Fälle sind Ausnahmen. In zahlreichen Versuchen gelang es nicht, Spontanheilungen durch gezielt gegen die Psoriasis gerichtete Hypnose- und Autosuggestionstherapie gewollt herbeizuführen. Wenn man streng naturwissenschaftliche Maßstäbe anlegt, darf man noch nicht einmal davon ausgehen, daß sich der Erfolg in den geschilderten beiden Fällen aus der seelischen Behandlung erklärt, denn es gibt dafür keine sicheren Beweise, sondern nur eine gewisse Wahrscheinlichkeit.

Aber das genügt bereits, um einen Versuch mit autogenem Training oder mit der ähnlich wirkenden Selbsthypnose zu empfehlen. Darauf kommen wir im Kapitel über Entspannungstraining und Psychohygiene noch ausführlicher zurück. Auch wenn es dadurch natürlich nicht automatisch gelingen wird, Spontanheilungen zu erzielen, helfen diese Selbstbeeinflussungstechniken doch immer bei der ergänzenden Behandlung der Psoriasis und ihrer Folgen mit.

Grundsätze der Ernährung bei Psoriasis

Die offizielle Schulmedizin mißt der Behandlung der Schuppenflechte durch Ernährung wenig oder keine Bedeutung bei. Das ist in gewisser Hinsicht auch richtig, denn es gibt keine spezielle Psoriasisdiät, vergleichbar etwa der Schonkost bei einer akuten Magenverstimmung. Die praktische Erfahrung lehrt aber, daß die Beachtung einiger Ernährungsgrundsätze doch mit zur Heilung beiträgt. Dazu gehören:

- deutliche Einschränkung der Fettzufuhr, die zugleich mit zur Beseitigung von Übergewicht führen kann;
- ausreichende Versorgung mit Ballaststoffen zur regelmäßigen Darmentleerung;
- Verminderung des Anteils tierischer Nahrungsmittel oder streng fleischlose (vegetarische) Kost.

Wer diese 3 Grundregeln beachtet, tut damit von der Ernährung her alles, um die Psoriasis zu bessern oder auszuheilen.

Als besonders wichtig und wirksam hat sich die Einschränkung der Fettzufuhr erwiesen. Sie trägt gleichzeitig bei Übergewicht mit zur Normalisierung des Körpergewichts bei, was bei manchen Psoriatikern das Krankheitsbild ebenfalls bessert. Wenn erhebliches Übergewicht besteht, kann auch eine regelrechte Schlankheitskur angezeigt sein, bis das Normalgewicht wieder erreicht ist.*

Die Zusammenhänge zwischen Fettzufuhr, Übergewicht und Schuppenflechte konnten bisher noch nicht geklärt werden. Die Praxis bestätigt aber immer wieder, daß man durch entsprechende Veränderung der Ernährungsgewohnheiten gute Ergebnisse erzielt.

Die heute übliche Zivilisationskost enthält 100–130 g Fett am Tag, zum Teil sogar noch mehr, also ungefähr das Doppelte des tatsächlichen Fettbedarfs. Das bedeutet eine ständige Gefahr für die Gesundheit, begünstigt insbesondere Übergewicht als Risikofaktor vieler Krankheiten, zu hohe Blutfettwerte, Arterienverkalkung, Bluthochdruck, Herzinfarkt und Schlaganfall – von der Schuppenflechte einmal ganz abgesehen. Deshalb sollte der Fettanteil der Ernährung auf 50–60 g am Tag normalisiert werden. Davon sind nochmals 25–30 % als »versteckte«, bereits in der Nahrung enthaltene Fette abzuziehen, so daß als Koch- und Streichfett täglich nur 35–45 g verbleiben. Lediglich bei erheblicher körperlicher Belastung durch Arbeit oder viel Sport, wie sie heute aber nicht mehr üblich ist, werden auch höhere Fettmengen gefahrlos vertragen, weil der Organismus die Kalorien dabei gleich verbrauchen kann.**

Nach praktischer Erfahrung hat es sich bei Schuppenflechte gut bewährt, diese normale Fettmenge noch weiter zu reduzie-

---

* Zur Schlankheitskur empfehlen wir das ECON-Taschenbuch 20019 »Diät mit Bio-Kost – Schlank, gesund und fit« von Ilse Sibylle Dörner und die Tonkassette »Abnehmen beginnt im Kopf«, auf die wir später (siehe Seite 102) noch eingehen werden.

** Mehr über Fette erfahren Sie in dem ECON-Ratgeber 20083 »Risikofaktor Cholesterin – Erkennen und vorbeugen« von Gerhard Leibold.

ren. Zu empfehlen ist eine Einschränkung der täglichen Fettzufuhr auf etwa die Hälfte der oben genannten Menge, also rund 20 g sichtbare Streich- und Kochfette. Butter sollte möglichst ganz gemieden werden, in erster Linie verwendet man biologisch hochwertige Diätmargarine und kaltgeschlagene Keimöle aus dem Reformhaus.

Darüber hinaus muß natürlich auch der Anteil der Nahrungsmittel an »versteckten« Fetten um rund 50% verringert werden. Das erreicht man durch Auswahl fettarmer Nahrungsmittel. Wenn man zum Beispiel zwischen mehreren Fleisch- oder Wurstsorten mit unterschiedlichem Fettgehalt auswählen kann, verwendet man stets die fettärmste Sorte. Gleiches gilt für Milch, gesäuerte Milchprodukte (wie Joghurt, Quark) und Käse.

Zur fettarmen Ernährung gibt es heute praktisch überall spezielle Wurst- und Käsesorten mit reduziertem Fettgehalt. Sie erleichtern die Einhaltung der fettarmen Psoriasisdiät.

Mangelzustände sind von der starken Einschränkung der Fettzufuhr nicht zu erwarten, wenn man ausreichend hochwertige Pflanzenfette und -öle mit lebenswichtigen hochungesättigten Fettsäuren verwendet.

Neben der Fettreduzierung und Normalisierung von Übergewicht kommt auch den Ballaststoffen* eine gewisse Bedeutung zu. Ihre Aufgabe in der Psoriasisdiät besteht hauptsächlich darin, für regelmäßige Darmentleerung auf natürliche Weise zu sorgen. Zwar liegen keine eindeutigen wissenschaftlichen Erkenntnisse über die Zusammenhänge zwischen Ballaststoffmangel mit Darmträgheit und Schuppenflechte vor, aber es ist von anderen Hautleiden bekannt, daß sie durch Stuhlverstopfung erheblich verschlimmert werden. Nichts spricht gegen die Annahme, daß dies auch bei Psoriasis gelten kann.

Die unverdaulichen Ballaststoffe, die im Darm aufquellen und dadurch die Stuhlentleerung regulieren, kommen vorwiegend

---

* Alles über diese neu entdeckten Vitalstoffe erfahren Sie in dem ECON-Taschenbuch 20082 »Gesund und fit durch Ballaststoffe« von Gerhard Leibold.

in pflanzlichen Nahrungsmitteln vor, insbesondere in der Rohkost. Sie enthält gleichzeitig alle Vitamine, Mineralsalze und Spurenelemente, die zur Erhaltung der Gesundheit erforderlich sind. Besonders der Psoriatiker benötigt diese Vitalstoffe ausreichend, um Mangelkrankheiten zu vermeiden. Der Anteil der Rohkost an der täglichen Nahrungsmenge insgesamt soll mindestens 30 %, besser bis zu 50 % betragen. Salate, Rohkostplatten mit Gemüse, frisches Obst und Getreidezubereitungen aus vollem Korn gewährleisten, daß der Organismus ausreichend mit Ballast- und Vitalstoffen versorgt wird. Wenn die Schuppenflechte zum erhöhten Bedarf an solchen Ergänzungsstoffen führt, wird der Therapeut zusätzlich geeignete Multi-Vitamin-Mineralstoff-Medikamente verordnen. Ballaststoffe kann man bei Bedarf zusätzlich in Form von Leinsamen oder Weizenkleie zuführen; sie müssen stets mit ausreichend Flüssigkeit eingenommen werden, sonst quellen sie im Darm nicht richtig auf.

Tierische Nahrungsmittel, in erster Linie Fleisch und Wurst, spielen in der gesundheitsbewußten Ernährung nur eine untergeordnete Rolle als Beilagen zur pflanzlichen Kost, nicht als Hauptgerichte. In der üblichen Zivilisationskost sind sie viel zu reichlich enthalten, was mit zu den verbreiteten Zivilisationskrankheiten beiträgt. Die Reduzierung dieser Nahrungsmittel unterstützt auch die Behandlung der Schuppenflechte. Allerdings müssen Psoriatiker besonders darauf achten, daß sie ausreichend Eiweiß zu sich nehmen; denn die kranke Haut benötigt mehr davon und außerdem geht mit den Schuppen viel Eiweiß verloren. Fleisch und Wurstwaren benötigt man deshalb aber nicht im Übermaß. Eine ausgewogene Fleisch-Pflanzen-Mischkost deckt den Eiweißbedarf immer, der ohnehin nicht so hoch liegt, wie lange Zeit (und auch heute noch teilweise) angenommen wurde.

Ideal wäre zur ergänzenden Behandlung der Schuppenflechte sogar die streng vegetarische Ernährung ohne Fleisch und Wurst. Zwar behauptet ein längst widerlegtes Vorurteil, die vegetarische Ernährung führe zum Eiweißmangel, aber das trifft nur dann zu, wenn sie falsch zusammengestellt wird. Die ausgewogene vegetarische Kost deckt auch den erhöhten Eiweißbedarf bei Psoriasis, wenn ausreichend hochwertige (vor allem gesäuerte) Milchprodukte verzehrt werden.

Vegetarische Ernährung bietet bei allen Krankheiten einen entscheidenden Vorteil – die umstimmende Wirkung. Das heißt, sie regt die körpereigenen Selbstheilungsregulationen gegen Krankheiten verschiedenster Art an und normalisiert organische Störungen. Dadurch werden die anderen Heilverfahren wirksam ergänzt; nicht selten gelingt es auch bei Schuppenflechte erst nach der Umstellung der gewohnten Kost auf vegetarische Ernährung, die Krankheit deutlich zu bessern oder vollständig zu heilen. Deshalb soll sie zumindest in hartnäckigen Fällen dringend angeraten werden.

Auch nach Ausheilung der Psoriasis darf man nicht wieder zu den alten falschen Ernährungsgewohnheiten zurückkehren. Es gibt zwar keine wissenschaftlich gesicherten Beweise dafür, daß die Ernährung Rückfällen vorbeugt, aus praktischer Erfahrung darf das aber zumindest im Einzelfall angenommen werden. Vor allem die Fettzufuhr sollte nach wie vor eingeschränkt und ausreichend Rohkost verzehrt werden. Dadurch lassen sich nicht allein Psoriasisrückfälle vermutlich verhindern, sondern auch viele andere Krankheiten vorbeugen.

Gesundheitsbewußte Ernährung stellt bei Schuppenflechte also die Basistherapie dar, die mit darüber entscheidet, ob die gezielt eingesetzten anderen Heilmittel ausreichend wirken. Sicher kann man auch ohne Ernährungsumstellung von der Psoriasis geheilt werden, aber die Chancen sind besser, wenn man diese einfachen Diätrichtlinien befolgt.*

---

* Ausführliche Anleitungen zur gesunden Vollwertkost erhalten Sie in den ECON-Taschenbüchern 20003 »Biologisch kochen und backen – Rezeptbuch der natürlichen Ernährung« von Helma Danner und 20026 »Das grüne Kochbuch – Handbuch der naturbelassenen Küche« von Ilse Sibylle Dörner.

Therapie mit ultravioletten Strahlen

Die Behandlung von Krankheiten nicht nur der Haut durch ultraviolette Strahlung (Heliotherapie) gehört zu den ältesten Heilverfahren der Menschheit. Sie hat sich auch bei der Schuppenflechte oft gut bewährt. Allerdings gibt es auch einige Fälle, in denen die Psoriasis sich durch die UV-Strahlen verschlimmert. Deshalb darf die Strahlentherapie niemals eigenmächtig, sondern nur nach Absprache mit dem Therapeuten durchgeführt werden. Wenn unerwünschte Nebenwirkungen auftreten, muß die Behandlung unterbrochen werden. Verschiedene Arzneimittel, die zur Überempfindlichkeit der Haut gegen die Strahlung führen, können die Behandlung ebenfalls verbieten, zum Teil nützt man deren Wirkung aber auch zur Psoriasistherapie.

Völlig verfehlt wäre es, eine bessere Wirkung erzwingen zu wollen, indem man die Bestrahlungen übertreibt. Dadurch können unerwünschte Reaktionen und bleibende Hautschäden bis hin zum Hautkrebs entstehen. Die Dauer der einzelnen UV-Bestrahlungen bestimmt deshalb stets der Therapeut.

Natürliche UV-Strahlen gehen von der Sonne aus. Im Lichtspektrum befinden sie sich jenseits des sichtbaren Violetts, weil ihre Wellenlänge kürzer ist. Nach der Wellenlänge unterscheidet man die folgenden 3 Arten der UV-Strahlung:

- UVA mit den längsten Wellen, das aber nur in geringer Menge auf die Haut trifft und schwach wirksam ist;
- UVB, der wichtigste Anteil des UV-Sonnenlichts, das den Sonnenbrand verursacht und maßgeblich mit zur Heilung der Psoriasis beitragen kann;
- UVC, die Strahlung mit der kürzesten Wellenlänge, aber der meisten Energie, die allerdings kaum durch die Atmosphäre zur Erde durchdringt.

Künstliche UV-Strahlen, also Höhensonne und Solarium, erzeugen hauptsächlich UVB-Bestrahlung.

Die Wirkung des UV-Lichts bei der Schuppenflechte steht außer Zweifel, kann aber noch nicht genau erklärt werden. Vermutlich setzt sie unter anderem das abnorm rasche Wachstum der Oberhautzellen herab. Bei sachgemäßer Durchführung ist die Behandlung im allgemeinen gut verträglich.

Natürliches Sonnenlicht

Allen Warnungen der Fachleute zum Trotz schmoren Jahr für Jahr Millionen Menschen unvernünftig im Bad oder am Strand in der prallen Sonne. Ihr Ziel ist die »sportliche« Bräunung der Haut. Sie entsteht als Reaktion der Pigmentzellen, die die Haut durch vermehrte Produktion des braunen Farbstoffs Melanin vor dem UV-Licht schützen sollen. Daran erkennt man bereits, daß Sonnenlicht auch zum schädlichen Faktor werden kann, das hängt hauptsächlich von der Dosierung ab. In kleinen, vernünftigen Mengen verabreicht, fördert es die Gesundheit, aber jedes Übermaß schadet.

Der Sonnenbrand ist dabei noch das kleinste Übel, obwohl er Schmerzen verursachen und im Extremfall zum lebensbedrohlichen Schock führen kann. Als Spätfolgen drohen nach Jahren bis Jahrzehnten schwere, auch äußerlich deutlich sichtbare Hautschäden; die dauernd überstrapazierte Haut verliert ihre Elastizität, verdickt sich und wirkt schließlich wie gedörrtes Obst. Im schlimmsten Fall kommt es sogar zum Hautkrebs, der keineswegs so harmlos ist, wie oft angenommen wird, auch wenn seine Heilungsaussichten bei frühzeitiger Behandlung als recht günstig gelten.

Speziell für Psoriatiker bleibt noch festzustellen, daß die übertriebene Sonnenbestrahlung ihre Krankheit auch dann verschlimmern kann, wenn sie die UV-Strahlen normalerweise gut vertragen.

Ehe man sich der Sonne aussetzt, muß der Therapeut zustimmen. Nur er kann einigermaßen zuverlässig beurteilen, ob die Sonnenbäder vertragen werden, und er legt bei Bedarf auch die Dauer fest. Seine Anweisungen müssen strikt eingehalten werden. Wenn nichts anderes verordnet wird, gelten für Sonnenbäder die folgenden allgemeinen Richtlinien:

• Alle äußerlich angewendeten Arzneimittel zur Behandlung

der Schuppenflechte werden vor dem Sonnenbad sorgfältig abgewaschen.

- Zum Schutz vor Sonnenbrand trägt man eine gut verträgliche Sonnenschutzcreme auf, die einen ausreichenden Lichtschutzfaktor (mindestens 4) aufweisen muß; je höher der Lichtschutzfaktor, desto besser der Schutz vor Sonnenbrand. Bei empfindlicher Haut wählt man einen möglichst hohen Lichtschutzfaktor. Da die meisten Cremes im Wasser leicht abgehen und sich auch außerhalb des Wassers an Badelaken, Luftmatratzen und ähnlichem abreiben, muß man sich vorsorglich nach dem Schwimmen und nach einigen Stunden auf dem Trockenen neu eincremen.
  Übrigens kann auch die beste Lichtschutzcreme nicht vor Sonnenbrand schützen, wenn man das Sonnenbad übertreibt.

- In der 1. Woche steigert man die Bestrahlungsdauer langsam von 5 auf 20 Minuten, danach kann man jeden Tag um 5–10 Minuten steigern; länger als 1 Stunde sollte man das Sonnenbad nie ausdehnen, wenn der Therapeut nichts anderes verordnet hat.

- Sobald sich die Schuppenflechte durch die Sonnenbäder deutlich gebessert hat, legt man eine längere Pause ein, sonst könnte es zum Rückfall kommen. Vor den nächsten Sonnenbädern muß erneut der Therapeut befragt werden.

Wer diese wenigen Grundregeln des vernünftigen Sonnenbadens, die übrigens auch Gesunden anzuraten sind, strikt beachtet, kann die Heilkraft der Sonne meist ohne Reue zur ergänzenden Therapie der Schuppenflechte nutzen. Inzwischen gibt es wegen der guten Wirkung des Sonnenlichts sogar schon einige spezielle Kurorte für Psoriatiker, wo Sonnenbäder im Mittelpunkt der Behandlung stehen. Aus klimatischen Gründen befinden sie sich allerdings im Ausland. Das hat zur Folge, daß sich die gesetzlichen Krankenkassen nicht an den Kurkosten beteiligen müssen. Im begründeten Einzelfall läßt sich aber doch oft erreichen, daß sie wenigstens einen Zuschuß zahlen.

Der weltweit wohl bekannteste Kurort für Psoriatiker befindet sich in En Bokek am Toten Meer. Da er erheblich tiefer als der Meeresspiegel liegt, wird das Sonnenlicht hier stärker durch die Atmosphäre gefiltert und verursacht nicht so häufig einen Sonnenbrand. Das scheint der Haut des Psoriatikers ebenso zu bekommen wie das sehr salzreiche Wasser des Toten Meeres. Die Kurerfolge in En Bokek bei Psoriasis sind oft erstaunlich gut.

Weitere bekannte Kurzentren befinden sich auf Lanzarote (Kanarische Inseln) und in Jugoslawien. Lassen Sie sich von Ihrem Therapeuten und der Krankenkasse über geeignete Sonnenkuren beraten.

UV-Bestrahlungen

In unseren Breiten finden Psoriatiker viel zu selten Gelegenheit für Sonnenbäder, deren Wirkung mit von der regelmäßigen Anwendung abhängig ist. Als Alternativen für die sonnenärmere Jahreszeit bieten sich künstliche UV-Strahler an, also die Höhensonne oder das Heimsolarium. Wer die Kosten eines Solariums zur Ganzkörperbestrahlung scheut, kann auch ein Sonnenstudio aufsuchen.

Im Prinzip gelten für die künstlichen UV-Bestrahlungen die gleichen Grundregeln wie für natürliche Sonnenbäder, denn sie erzeugen vorwiegend UVB-Strahlung, die der Haut bei unsachgemäßem Gebrauch schweren Schaden zufügen kann. Vor der Anwendung muß zunächst wieder die Zustimmung des Therapeuten eingeholt werden, der bei Bedarf auch genaue Anweisungen zur Verwendung der UV-Strahler erteilt. Auch hier gilt natürlich wieder die Warnung vor jeder Übertreibung, die nicht zur besseren Wirkung führt, sondern die Psoriasis verschlimmern kann und bei ständigem Mißbrauch der Strahlen die vorzeitige Hautalterung begünstigt und das Hautkrebsrisiko erhöht.

Grundsätzlich erfolgt der Gebrauch von Höhensonnen und Solarien stets nach den Gebrauchsanweisungen der Hersteller, von denen nur nach ausdrücklicher Verordnung des Therapeuten abgewichen werden darf. Die folgenden Regeln sind besonders wichtig:

- Die Bestrahlung beginnt mit einer kurzen Anwendung und wird allmählich gesteigert; darüber gibt die Gebrauchsanweisung genaue Auskunft.
- Vor der Bestrahlung wird eine gut verträgliche Lichtschutzcreme mit ausreichendem Lichtschutzfaktor (am besten mindestens Faktor 6) auf alle bestrahlten Hautpartien aufgetragen.
- Der richtige Abstand vom UV-Strahler ist sehr wichtig, denn die Intensität der Strahlung nimmt zu, je näher man der Strahlenquelle kommt; halbiert man den Abstand, trifft die 4fache Strahlenenergie auf die Haut (sie nimmt also nicht proportional, sondern im Quadrat zu); den notwendigen Abstand gibt die Gebrauchsanweisung an.
- Vorsicht ist geboten beim Betrieb und der Berührung von UV-Strahlern, denn sie können sehr heiß werden, so daß man sich daran verbrennt; es kam sogar schon vor, daß die Hitzeabstrahlung brennbares Material in zu großer Nähe entzündete.
- Im Lauf der Zeit läßt die Strahlenintensität der UV-Strahler nach, so daß man die Bestrahlungszeit bei älteren Geräten verlängern muß; irgendwann wird es notwendig, den UV-Brenner auszutauschen, um wieder die volle Wirkung zu erzielen. Darüber geben die Gebrauchsanweisungen und die Kundendienste der Gerätehersteller Auskunft.
- Eine Höhensonne genügt nur zur Bestrahlung relativ kleiner kranker Hautbezirke, in anderen Fällen müssen Teil- oder Ganzkörperstrahler verwendet werden.
- Bei der künstlichen UV-Bestrahlung ist stets eine Schutzbrille zu tragen, sonst kommt es zu schweren Bindehautentzündungen.

Bei sachgemäßer Anwendung tragen künstliche UV-Strahler in unseren Breiten viel mit zur erfolgreichen Behandlung der Psoriasis bei. Aber es kann nicht oft genug betont werden, daß sich jede Übertreibung rächt, sei es durch Sonnenbrand, der auch die Schuppenflechte verschlimmern kann, oder durch die beschriebenen Spätfolgen. Genaue Beachtung der Anweisungen des Therapeuten und der Gerätehersteller schützt davor.

Lichtchemische PUVA-Therapie

Die Wirkung der UV-Strahlen kann durch Arzneimittel verstärkt werden, die den Wirkstoff Psoralen enthalten. Er macht die Haut vor allem gegen das langwellige UVA-Licht empfindlicher, das deshalb auch hauptsächlich zur Bestrahlung verwendet wird. Man bezeichnet diesen neuen Therapieansatz als *Photochemotherapie* oder PUVA- (Abkürzung für Psoralen und UVA-Strahlung) Behandlung. Allerdings ist diese Therapie nicht ganz frei von Risiken und wird deshalb nur in schweren Fällen angewendet. Zur Selbsthilfe eignet sie sich wegen der möglichen Nebenwirkungen nicht.

Bislang kann noch nicht sicher angegeben werden, wie die PUVA-Behandlung wirkt. Vermutlich kommt es wegen der erheblich stärkeren Wirkung der UVA-Strahlen nach der Einnahme von Psoralen zur besseren Hemmung des abnorm erhöhten Wachstums der Hautzellen in den Psoriasisherden. Hinzu kommt vielleicht noch, daß bei der PUVA-Therapie die körpereigene Abwehr und die in der Haut vermehrt vorkommenden weißen Blutkörperchen günstig beeinflußt werden. Aber das alles bleibt bisher noch Theorie. Genaugenommen steht noch nicht einmal sicher fest, ob PUVA-Behandlungen besser als andere Therapieverfahren wirken. Aber sie entlasten den Patienten wenigstens von dem oft unangenehmen Auftragen der üblichen Cremes, Salben und Lotionen, was man gerade wegen der meist notwendigen Behandlung über längere Zeit auch nicht geringschätzen sollte.

Die PUVA-Therapie wird bisher hauptsächlich in Kliniken durchgeführt. Das kann ambulant geschehen, zum Teil aber auch stationär. Wenn der niedergelassene Hautarzt die Behandlung selbst übernehmen will und dazu entsprechend ausgestattet und ausgebildet ist, spricht natürlich auch nichts gegen die ambulante PUVA-Therapie in seiner Praxis.

In der Regel wird Psoralen innerlich in Form von Tabletten verabreicht, zum Teil aber auch nur äußerlich aufgetragen. Danach findet dann gewöhnlich innerhalb von 2–4 Stunden die UVA-Bestrahlung statt. Dazu gibt es spezielle Kabinen und Tische mit den Strahlenröhren, zur Teilkörperbestrahlung auch kleine Bestrahlungsboxen. Am bequemsten sind die Bestrahlungstische, denn das längere Stehen in der Kabine kann für manchen Patienten recht anstrengend sein.

Die Dauer der Bestrahlungen hängt von der individuell unterschiedlichen Reaktion der Haut ab, die in den ersten Sitzungen ermittelt wird. Anfangs dauern die Anwendungen nur kurz, allmählich können sie auf 15 bis maximal 20 Minuten je nach Verträglichkeit gesteigert werden.

Zunächst dauert die PUVA-Therapie ununterbrochen 3–4 Wochen. Wenn die Schuppenflechte danach deutlich gebessert oder abgeheilt ist, genügt es, zukünftig wöchentlich 1- bis 2mal zu bestrahlen. Das darf allerdings nicht zu lange fortgesetzt werden, um Nebenwirkungen zu vermeiden. Ohnehin gibt es keinen Beweis dafür, daß die Fortsetzung der PUVA-Behandlung nach Besserung das Risiko von Rückfällen tatsächlich verringert.

Zu den unerwünschten Begleiterscheinungen der PUVA-Behandlung gehört vor allem der Sonnenbrand. Wegen der Überempfindlichkeit der Haut gegen die UVA-Strahlung kann er besonders schwer ausfallen, unter Umständen treten sogar ernste Verbrennungen auf. Dem kann man zwar durch vorsichtige Steigerung der Strahlendosis vorbeugen, aber das gelingt auch dem geschulten Fachpersonal nicht immer.

Ferner wird diskutiert, ob längere Bestrahlungsserien den Hautkrebs begünstigen oder gar erst auslösen. Da die Krebsentwicklung Jahrzehnte dauert, die PUVA-Behandlung aber noch relativ neu ist, gibt es dazu noch keine verläßlichen Erkenntnisse. Theoretisch läßt sich das erhöhte Krebsrisiko aber nicht ausschließen. Besonders gefährdet sind wahrscheinlich hellhäutige Menschen, bei denen unabhängig von der PUVA-Therapie stets von einem erhöhten Hautkrebsrisiko ausgegangen werden kann. Manche Fachleute lehnen bei ihnen deshalb die PUVA-Behandlung von vornherein ab.

Schließlich gibt es Hinweise darauf, daß die PUVA-Bestrahlungen vorübergehend die Körperabwehr stören und vielleicht auch noch zu einer Reihe anderer, noch nicht genau bekannter Nebenwirkungen führen kann. Deshalb muß vor allem der Langzeitbehandlung nach Besserung zur Vorbeugung von Rückfällen mit größter Skepsis begegnet werden.

Wie stark Psoralen den Körper gegen UV-Strahlung überempfindlich macht, wird besonders an einer dringend notwendigen Vorsichtsmaßnahme deutlich: Nach Einnahme der Tabletten darf man sich 8 Stunden lang – so lange bleibt Psoralen im Körper – nur mit einer Sonnenbrille ins Freie begeben. Selbst der normale UV-Anteil des Tageslichts kann sonst zu Entzündungen der Bindehaut führen.

Die PUVA-Behandlung ist noch zu neu, als daß man sie schon abschließend würdigen dürfte. Ihre Wirksamkeit in schweren Fällen steht außer Frage, aber oft wird man auch durch andere, weniger bedenkliche Heilmittel zum Erfolg gelangen. Die Entscheidung bleibt je nach Einzelfall dem Fachmann vorbehalten.

Medikamentöse äußerliche Behandlung

Die Behandlung der Schuppenflechte soll (wie bei den meisten Hautkrankheiten) stets gleichzeitig von innen und außen erfolgen. In leichten bis mittelschweren Fällen genügt zur innerlichen Therapie oft schon die weiter vorne beschriebene Umstellung der Ernährung. Die übrige Behandlung kann sich dann auf den äußeren Gebrauch von Cremes, Salben und Lotionen beschränken. Da deren Wirkstoffe besonders gut durch die kranke Haut dringen, erzielt man dadurch oft befriedigende therapeutische Ergebnisse.

Zur äußerlichen Anwendung benötigt man manchmal noch nicht einmal spezielle Arzneimittel, auch einfache Hautpflegemittel können genügen. In der Regel erfolgt die äußerliche Therapie aber durch medizinische Zubereitungen, die Milchsäure, Teer, Schwefel, Salizylsäure, bei Bedarf auch chemische Wirkstoffe oder sogar das bedenkliche Cortison enthalten.

Besondere Bedeutung kommt bei Psoriasis auch noch der richtigen Hautreinigung zu, denn Fehler dabei können die Krankheit erheblich verschlimmern.

Die richtige Hautreinigung und -pflege

Die Reinigung der Haut wird nach Bedarf durchgeführt, im allgemeinen morgens und abends, an besonders stark der Verschmutzung ausgesetzten Hautzonen (vor allem Hände) auch öfter. Vor dem Auftragen von Cremes, Salben und Lotionen ist ebenfalls eine Hautreinigung erforderlich.

Klares Wasser genügt nicht allein zur porentiefen Reinigung; denn Staub und Schmutz lagern sich im wasserunlöslichen Talg der Haut ab. Er muß daher bei jeder Hautreinigung mit der Verschmutzung zum Teil abgelöst werden. Dazu verwendet man üblicherweise Seifen, die im Wasser Schaum bilden und den Talg mit Schmutz lösen, so daß er dann mit Wasser abgespült werden kann. Zugleich wird das Wasser durch die Seife auch enthärtet.

Die Seifenreinigung entfernt aber meist zuviel Talg und zerstört auch den natürlichen Säureschutz der Haut, die dann für einige Zeit besonders infektionsanfällig ist. Außerdem wird die Haut durch Seife zu stark aufgelockert und quillt, so daß sich die Poren verschließen. Unter Umständen kann aus den Hautzellen durch Seife sogar Kalzium und Magnesium ausgefällt werden, was zur Verhärtung und Stauung des Talgs mit Entzündungen führt.

Gesunde Haut kann diese Nachteile noch verkraften. Bei empfindlicher und kranker Haut dagegen führt Seifenreinigung oft zu Reizungen, Jucken, Austrocknung, Wundsein und anderen Hautschäden. Auch die Schuppenflechte wird unter Umständen durch Seife verschlimmert. Deshalb empfehlen sich zur Hautreinigung synthetische Detergenzien (Syndets), die folgende Vorteile aufweisen:

- Ausreichende Reinigung ohne übermäßige Entfettung der Haut und ohne Zerstörung ihres natürlichen Säureschutzes, weil die Syndets »angesäuert« werden können, das saure Milieu der Haut also gleich beim Waschen wieder herstellen.
- Keine Ausfällung von Kalzium oder Magnesium und keine Hautreizungen, also auch kein Juckreiz, keine Talgstauungen oder Entzündungen.
- Keine Quellung des Gewebes mit Verklebung der Poren.
- Gute Austrocknung der häufig zum Wundsein neigenden Schweißrinnen (besonders wichtig bei Psoriasis inversa in den Körperbeugen und -falten), gleichzeitig verminderte Schweißproduktion und natürliche Deowirkung.

Wegen dieser Vorzüge sollte man bei Schuppenflechte und anderen Hautleiden möglichst immer Syndets zur Hautreinigung verwenden. (Einige stellen wir später im Arzneimittelverzeichnis noch vor.)

Zur Pflege der Haut nach dem Waschen eignen sich – sofern nicht medizinische Cremes, Salben oder Lotionen aufgetragen werden – natürliche Kosmetika aus dem Reformhaus am besten. Sie enthalten unter anderem pflanzliche Wirkstoffe, Getreidekeimöle, Eiweiß und Wachse, um die Funktionen der Haut zu fördern und ihre Gesundheit zu erhalten. Darüber läßt man sich am besten vom Therapeuten und vom Fachpersonal im Reformhaus beraten.

Einfache Cremes, Salben und Hautöle

Leichte bis mittelschwere Psoriasisfälle sprechen zum Teil gut auf die einfachen Kosmetika an, die man zur Hautpflege verwendet. Unter anderem haben sich Handcremes, Hautsalben und -öle mit pflanzlichen Wirkstoffen, Fetten, Bienen- und Baumwachs gut bewährt. Eine Erklärung für diesen erstaunlichen Effekt gibt es bisher noch nicht, und es fällt auch schwer, die Wirksamkeit zu akzeptieren, weil solche Pflegemittel ja keinerlei speziell gegen die Schuppenflechte gerichtete Substanzen enthalten. In der Praxis erlebt man aber zu oft, daß sie doch helfen, als daß man noch vom Zufall sprechen könnte. Vielleicht erklärt sich das aus folgenden Wirkungen derartiger Kosmetika:

- Die Haut wird mit einem Fett-Feuchtigkeits-Film überzogen, der die Haut vor Austrocknung bewahrt und dadurch die Schuppen auf den Psoriasisherden aufweicht und vermindert.
- Durch die Stabilisierung des Feuchtigkeitsgehalts der Haut könnte überdies das abnorm gesteigerte Wachstum der Hautzellen normalisiert werden.

Ob diese beiden Vorstellungen tatsächlich die Wirkung erklären, läßt sich noch nicht beurteilen. Jedenfalls kann Psoriasis auf Grund der vorliegenden praktischen Erfahrungen zunächst versuchsweise einmal mit einfachen Hautpflegemitteln behandelt werden, ehe man auf medizinische Mittel zurückgreift. Wenn diese Therapie dann noch durch entsprechende Ernährung unterstützt wird, lassen sich im Einzelfall recht befriedigende Ergebnisse ohne Gefahr unerwünschter Nebenwirkungen erzielen.

Milchsäure und Meersalz

Nicht jeder Psoriatiker hat die Möglichkeit, zur Kur nach En Bokek ans Tote Meer zu fahren, wo man durch kombinierte Therapie mit Sonnenlicht und Bädern im salzreichen Wasser sehr gute Ergebnisse erzielt. Die Sonne von En Bokek läßt sich natürlich nicht zu uns holen, man muß sich mit dem Sonnenlicht unserer Breiten, Höhensonne und Solarien begnügen. Aber das *Salz aus dem Toten Meer* gibt es inzwischen auch bei uns als Badezusatz. Es gehört zu den interessantesten neueren Therapieansätzen bei Hautleiden.

Die Wirkung des Salzes läßt sich noch nicht genau erklären; denn es enthält keine Wirkstoffe, die sich speziell gegen die Schuppenflechte richten. Vermutlich ist es die einmalige, unnachahmliche Ganzheit aller Inhaltsstoffe des Salzes, die seine

Wirkung möglich machen. Unter anderem wurden darin Natrium, Kalium, Magnesium, Kalzium, Ammonium, Mangan, Eisen, Strontium, Fluor, Jod, Schwefel, Brom und Kieselsäure nachgewiesen.

Das »Tote-Meer-Badesalz« ist als Granulat in Reformhäusern erhältlich und soll längere Zeit regelmäßig zum Baden verwendet werden. In der Regel führt man alle 2–3 Tage ein warmes Teil- oder Vollbad damit durch, bis die Psoriasis deutlich gebessert oder vollständig geheilt wurde. Unerwünschte Nebenwirkungen sind auch bei Langzeitgebrauch nicht bekannt. Deshalb kann der Badezusatz auch zur Vermeidung von Rückfällen über lange Zeit 1- bis 2mal wöchentlich verwendet werden.

Es kann genügen, nur regelmäßig im Salzwasser zu baden, um die Krankheit zu bessern. Oft empfiehlt sich aber nach Rücksprache mit dem Therapeuten die ergänzende Behandlung durch UV-Bestrahlungen.

Ähnlich gute Resultate wie mit dem Salz aus dem Toten Meer erzielt man auch durch *Milchsäure*. Dabei handelt es sich im Grunde um ein seit der Antike bekanntes Heilmittel, das jetzt neu »entdeckt« wurde und nicht nur bei Psoriasis angezeigt ist. Vielleicht kann die Milchsäure sogar eine der Grundursachen der Schuppenflechte beseitigen; es gibt nämlich eine Theorie, nach der die Krankheit mit Mangel an Milchsäure im Körper in Zusammenhang stehen könnte, der verschiedene Stoffwechselprozesse stört. Deshalb darf man sich aber nicht damit begnügen, die Milchsäure nur äußerlich anzuwenden, sondern gibt sie zusätzlich innerlich (darauf kommen wir später nochmals zurück).

Äußerlich wird Milchsäure in Form von Einreibungen angewendet. Man trägt sie morgens und abends dünn auf und läßt sie eintrocknen. Wenn Juckreiz besteht, verschwindet er häufig schon nach wenigen Anwendungen, aber zur Besserung oder vollständigen Heilung der Psoriasisherde muß die Einreibung natürlich längere Zeit aufgetragen werden. Auch die Vorbeugung von Rückfällen ist durch Milchsäureeinreibungen möglich, ohne daß unerwünschte Nebenwirkungen beim Langzeitgebrauch zu befürchten sind.

Anstelle der Milchsäureeinreibung oder zu ihrer Ergänzung eignen sich auch die Molke-(Milchserum-)bäder gut, die schon der berühmte griechische Arzt Hippokrates in der Antike empfahl. Dazu gibt es heute im Reformhaus fertige Badezusätze, die einfach in der häuslichen Badewanne angewendet werden können. Normalerweise gebraucht man dieses Badepulver 2- bis 3mal wöchentlich zu Teil- oder Vollbädern.

Obwohl Meersalz, Milchsäure und Molke gut verträglich und wirksam sind, bespricht man die Anwendung stets mit dem Therapeuten. Nur er kann je nach individuellem Befund die richtige Durchführung verordnen und die anderen Heilverfahren bei Bedarf entsprechend anpassen.

Salizylsäure und Schwefel

Schwefel schätzt man seit langem zur Behandlung verschiedener Hautleiden. Er scheint eine wichtige Rolle bei der Normalisierung gestörter Hautfunktionen zu spielen. Insbesondere wirkt er hornlösend, beeinflußt die Talgproduktion und wirkt Entzündungen entgegen. Bei Psoriasis kann man durch Schwefel die Schuppen auf den Herden erweichen und entfernen, wahrscheinlich auch ihre Neubildung vermindern.

Gewöhnlich wird der Schwefel in Form von Cremes, Salben und Lösungen mehrmals täglich dünn auf die Psoriasisherde aufgetragen. Darüber hinaus kann mehrmals wöchentlich ein Teil- oder Vollbad mit Zusatz fertiger Schwefelzubereitungen durchgeführt werden, das verbessert die Wirkung. Auch innerlich verabreicht trägt Schwefel mit zur Heilung bei, am besten in homöopathischer Zubereitungsform.

Die *Salizylsäure* wirkt bei Hautleiden im Prinzip wie Schwefel, löst also die oberen Hornschichten der Haut und die Schuppen der Psoriasisherde ab, hemmt deren Neubildung und beugt Entzündungen vor. Dazu verwendet man den Wirkstoff als Creme, Salbe oder Lösung mehrmals täglich. Oft ist Salizylsäure auch als Bestandteil in äußerlich anzuwendenden Medi-

kamenten enthalten, die zusätzlich aus Teer und anderen haut-
wirksamen Substanzen bestehen. Sie ergänzen einander in ihrer Wirkung.

Salizylsäure und Schwefel spielen bei Psoriasis nicht die glei-
che wichtige Rolle wie das Salz aus dem Toten Meer oder die
Milchsäure. Hauptsächlich eignen sie sich zur Entfernung der
Schuppen und zur Ergänzung anderer Heilverfahren; im Einzelfall können sie aber auch allein zur Behandlung genügen.
Das entscheidet der Therapeut, der auch die geeigneten Medikamente verordnet.

Speziell zur Behandlung der Schuppenflechte der Kopfhaut
gibt es Schwefelshampoos zum Haarewaschen und Tinkturen,
die danach aufgetragen werden.

Zubereitungen mit Teer

Zu den unangenehmen, aber seit langem gut bewährten äußerlichen Psoriasismitteln gehört der Teer. Die schwarze, dick-
ölige Flüssigkeit wird aus Kohle oder Holz destilliert und enthält Tausende chemischer Verbindungen, von denen einige
auch auf die Haut wirken. Vermutlich läßt sich daraus allein
aber nicht die Wirkung ableiten; vielmehr gilt hier wie beim
Salz aus dem Toten Meer, daß wohl erst die Ganzheit aller Inhaltsstoffe die Wirksamkeit erklärt. Allerdings weiß man bisher noch nicht genau, wie der Teer überhaupt wirkt.

Unangenehm ist die Teerbehandlung vor allem wegen des Ge-
ruchs, der schmierigen Konsistenz der Medikamente und der
Verschmutzung der Kleidung und Wäsche. Diese Nachteile
kann man wegen der Wirksamkeit der Teermedikamente aber
in Kauf nehmen. Ohnehin wurden die heute gebräuchlichen
Teerspezialitäten in dieser Hinsicht verbessert und haben
durch Parfümierung viel von ihrem unangenehmen Geruch
verloren. Verschmutzungen lassen sich oft vermeiden, indem
man die behandelten Hautzonen mit einem Verband abdeckt;
wenn größere Körperpartien durch Teer behandelt werden,
kann man auch alte Unterwäsche anziehen, bei der die Verschmutzung nicht mehr schlimm ist. Beim Waschen gehen die

Teerflecken wieder aus der Wäsche, aber leider nicht immer auf Anhieb; sie können so hartnäckig sein, daß man mehrmals waschen muß und selbst dann noch sichtbare Rückstände bleiben. Aber alle diese Probleme dürfen kein Grund sein, auf die gut wirksame Teerbehandlung zu verzichten.

In der Regel sind Teerpräparate gut verträglich. Überdosieren darf man sie freilich nicht, sonst kommt es zu unangenehmen Hautreizungen. Die heute gebräuchlichen Mittel enthalten Teer in unterschiedlicher Konzentration, so daß man sie entsprechend der individuellen Empfindlichkeit auswählen kann. Manchmal wird Teer aber auch in schwacher Konzentration nicht vertragen, und die Behandlung muß dann mit anderen Medikamenten fortgesetzt werden.

Zur Teertherapie stehen Cremes, Salben und gelartige Teermittel zur Verfügung, außerdem noch Badezusätze und gegen Psoriasis der Kopfhaut spezielle Teershampoos. Zum Teil enthalten diese Arzneimittel noch andere Wirkstoffe, damit der Teergehalt ohne Wirkungseinbuße geringer gehalten werden kann. Die Anwendung erfolgt genau nach Anweisung des Therapeuten. In der Regel werden Cremes, Gel und Salben 1- bis 2mal täglich aufgetragen, das Shampoo wendet man zum Haarewaschen alle 1–2 Tage an, Teerbäder erfolgen als Teil- oder Ganzkörperanwendung alle 2–4 Tage. Gebadet wird 10– 15 Minuten lang im 27–30°C warmen Wasser; reagiert die Haut darauf schon mit Reizungen, verkürzt man auf 5–7 Minuten. Teerbadezusätze sind wasserlöslich und hinterlassen im allgemeinen keine Verschmutzung der Wanne.

Im Durchschnitt dauert die Teerbehandlung 3–6 Wochen. In dieser Zeit bilden sich die Psoriasisherde allmählich zurück. Unter Umständen bleibt noch einige Wochen lang eine Hautrötung bestehen, die nur langsam abklingt. Rückfälle sind auch bei vollständiger Heilung nicht auszuschließen und können eine erneute Teerbehandlung nach Verordnung des Fachmanns erforderlich machen.

Verbessert und beschleunigt wird die Wirkung der Teertherapie durch gleichzeitige UV-Bestrahlungen, denn Teer erhöht die Empfindlichkeit der Haut für UV-Strahlung. Allerdings dürfen Bestrahlungen nur nach Zustimmung des Therapeuten zusätzlich durchgeführt werden; am besten erfolgt die kombinierte Behandlung durch Teer und UV-Strahlen ambulant oder stationär in der Hautklinik.

Chemische Medikamente

Bei ausgeprägter Psoriasis, die auf die bisher genannten Naturheilmittel nicht richtig anspricht, kommen vorübergehend auch einmal chemische Arzneimittel zur äußerlichen Behandlung nach Verordnung in Frage. Sie enthalten den Wirkstoff Dithranol und werden unter den Bezeichnungen *Anthralin* und *Cignolin* verordnet. Die Wirksamkeit ist gut, konnte bisher aber noch nicht geklärt werden. Theoretisch geht man davon aus, daß Dithranol die übermäßige Zellteilung der Haut normalisiert und dadurch gleichzeitig die Schuppenbildung vermindert.

Leider ist die Substanz nicht immer gut verträglich, das hängt zum Teil von der Dosierung und vom Hauttyp ab. Generell kann man sagen, daß Menschen mit heller Haut und blonden oder roten Haaren wesentlich empfindlicher darauf reagieren als dunkelhäutige und dunkelhaarige, aber das muß nicht immer zutreffen. Hinzu kommt die individuell sehr unterschiedliche Empfindlichkeit der Haut, die sich im voraus nie beurteilen läßt. Als Nebenwirkung droht eine sehr unangenehme, schmerzhaft brennende Reizung und Rötung der Haut, die meist nach wenigen Tagen wieder abklingt. Ob bei längerem Gebrauch Spätfolgen zu befürchten sind, ist heute noch nicht abzusehen.

Hinzu kommt, daß Dithranol die Haut in der Umgebung der Psoriasisherde bräunlichviolett verfärbt. Zwar ist das harmlos und verschwindet in der Regel bald nach beendeter Behandlung wieder, aber bei Schuppenflechte an sichtbaren Körperstellen stört das ungemein. Auch Kleidung, Wäsche, Bettlaken und Kopfkissen werden durch das Mittel verfärbt, und diese Flecken lassen sich nicht mehr entfernen. Zwar kann man alte Unterwäsche anziehen und die behandelten Hautzonen mit Verbänden abdecken, aber die Flecken können durchdringen. Man muß sich also damit abfinden und trösten, daß die Behandlungsserie nur 2–4 Wochen dauert.

Dithranol-Cremes und -Salben gibt es in sehr unterschiedlichen Konzentrationen, damit die Behandlung so genau wie möglich der individuellen Verträglichkeit anzupassen ist. In der Regel beginnt man mit schwach konzentrierten Mitteln und wendet dann stärkere an, wenn die Haut nicht gereizt wird. Jede Überdosierung ist zu meiden, die Anwendung erfolgt genau nach fachmännischer Verordnung. Eine Nachbehandlung zur Vermeidung von Rückfällen kommt nicht in Frage; Dithranol wird nach Rücksprache mit dem Therapeuten ganz abgesetzt, sobald das Krankheitsbild abgeklungen ist. Reste des Medikaments vernichtet man, denn es ist nicht lange haltbar. Beim erneuten Auftreten von Psoriasisherden wird Dithranol bei Bedarf wieder vom Therapeuten verordnet.

Besonders problematisch kann die Dithranoltherapie an der Kopfhaut werden. Wenn man hier zu viel oder zu hoch konzentrierte Mittel aufträgt, verfärben sich die Haare. Deshalb muß man sich bei Kopfhautpsoriasis besonders vorsichtig an die richtige Dosis »herantasten«.

Dithranol wirkt bei Schuppenflechte zwar gut, ist aber sicher nicht unverzichtbar. Deshalb gilt es, stets sorgfältig den Nutzen gegen mögliche Risiken der Therapie abzuwägen.

Zum Teil wird auch Dithranol durch UV-Bestrahlungen ergänzt, das scheint die Wirkung zu verstärken und die Behandlungsdauer abzukürzen. Diese kombinierte Therapie wird in der Regel aber während eines 2- bis 3wöchigen stationären Aufenthalts in der Hautklinik durchgeführt.

Cortisontherapie – umstritten und nicht ungefährlich

Das Hormon Cortison gehört zu einer Gruppe körpereigener Wirkstoffe, die in den Nebennierenrinden gebildet werden. Man faßt sie unter dem Oberbegriff *Corticosteroide* (Cortex = Rinde) zusammen. Sie erfüllen im Körper zahlreiche, zum

Teil lebenswichtige Aufgaben. Unter anderem sind sie an den Abwehrfunktionen beteiligt.

Als man Cortison vor über 30 Jahren in die Therapie einführte, schien damit ein »Wundermittel« mit erstaunlichen Wirkungen zur Hand. Vor allem bei schweren rheumatischen Gelenkleiden, Allergien, Schuppenflechte und anderen Hautleiden half es sehr rasch. Die anfängliche Euphorie machte aber bald der Ernüchterung Platz, als die ersten schweren Nebenwirkungen auftraten und überdies erkennbar wurde, daß Cortison nicht heilt, sondern nur Symptome unterdrückt. Nach Unterbrechung der Behandlung traten die alten Beschwerden wieder auf, eine Dauertherapie mit Cortison erwies sich wegen der drohenden Nebenwirkungen als unvertretbar.

Trotzdem wird Cortison auch heute noch verordnet. Manchmal kann es lebensrettend wirken, im allgemeinen sollte man aber darauf verzichten. Zwar gebraucht man inzwischen kaum mehr das natürliche Hormon, sondern seine zum Teil besser verträglichen chemischen Abkömmlinge, trotzdem bleibt die Behandlung stets riskant. Bei innerer Anwendung drohen vor allem Schwächung der Körperabwehr, Zuckerkrankheit, Bluthochdruck und schmerzlose, deshalb aber besonders gefährliche (weil lange unbemerkte) Magengeschwüre, die zu Blutungen neigen und in den Bauchraum durchbrechen können. Darüber hinaus kennt man noch weitere, nicht minder bedenkliche Begleiterscheinungen.

Äußerlich verabreicht können Corticosteroide die Infektionsanfälligkeit der Haut erhöhen, außerdem schwindet die Oberhaut, das Bindegewebe der Hautgefäße verändert sich, so daß sich die Gefäße abnorm erweitern und Blutungen ins Gewebe (Bluterguß) auftreten, die Talgdrüsenfunktionen werden gestört, und es kommt zu akneartigen Mitessern, Pickeln und Eiterungen; schließlich kann sogar die sichtbare Behaarung der behandelten Hautgebiete abnorm zunehmen.

Speziell bei Schuppenflechte besteht der Verdacht, daß Cortison Eiterungen der Krankheitsherde (Psoriasis pustulosa) begünstigt; nach beendeter Anwendung kehren die Psoriasisherde häufig schnell zurück, zum Teil sogar schlimmer als vorher.

Aus all diesen Gründen sollte Cortison bei Psoriasis möglichst nicht, zumindest nicht innerlich oder über längere Zeit, verwendet werden. Lediglich bei sehr schweren, anders nicht zu beeinflussenden Fällen kann die äußerliche Cortisontherapie ausnahmsweise einmal vorübergehend zur ersten Besserung angezeigt sein. Dann gebraucht man aber möglichst kein reines Cortison, sondern Kombinationen mit Teer. Anschließend muß mit anderen Mitteln weiterbehandelt werden.

Die Anweisungen des Therapeuten zum Gebrauch der Cortison-Cremes, -Salben und -Lotionen sind strikt einzuhalten. Jede Überdosierung erhöht das Risiko von Nebenwirkungen weiter.

Andere äußerliche Heilmittel

Zur ergänzenden Psoriasistherapie gibt es noch verschiedene pflanzliche und homöopathische Cremes, Salben und Lotionen. Bei ausgeprägten Hauterscheinungen genügen sie allerdings oft nicht allein zur Behandlung, so daß man zumindest einleitend auf die hier beschriebenen Medikamente zurückgreifen muß. Dafür bleiben sie aber auch bei Langzeitgebrauch frei von unerwünschten Nebenwirkungen und eignen sich auch zur Nachbehandlung, um Rückfälle zu vermeiden. Welche Naturheilmittel im Einzelfall angezeigt sind, bestimmt der Fachmann.

Die Volksmedizin empfiehlt zur ergänzenden Selbsthilfe noch Teil- oder Vollbäder mit Ackerschachtelhalm (Zinnkraut), Lehmwickel und -hemden. Ackerschachtelhalm und Lehm zeichnen sich vor allem durch hohen Kieselsäuregehalt aus. Deshalb beeinflussen sie das Bindegewebe der Haut günstig, was mit zur Heilung der Psoriasis beiträgt.

Zum *Ackerschachtelhalmbad* verwendet man den Tee aus der Apotheke. Für ein warmes Vollbad gibt man 150 g Droge auf 5 l kochendes Wasser, läßt im bedeckten Topf 10–15 Minuten ziehen, seiht ab und fügt den Tee dem Badewasser zu. Gebadet wird 10–20 Minuten lang bei einer Wassertemperatur von 34–37°C. Bei Herz-Kreislauf-Beschwerden dürfen warme Vollbäder nur nach fachmännischer Zustimmung durchgeführt werden.

Für Teilbäder benötigt man je nach Wassermenge 30–100 g Ackerschachtelhalm pro Anwendung auf 1–3 l kochendes Wasser.

Vollbäder werden 2- bis 5mal wöchentlich, Teilbäder 1- bis 3mal täglich durchgeführt.

Für den *Lehmwickel*, der bei örtlich begrenzter Psoriasis 1- bis 2mal täglich angewendet wird, mischt man den in der Apotheke erhältlichen Lehm mit kaltem Wasser zu einem streichfähigen Brei. Dieser wird fingerdick auf die Haut gestrichen, darüber kommt ein trockenes Leintuch, als äußeren Abschluß wickelt man ein Woll- oder Frotteetuch um die Körperzone. Nach 1–2 Stunden, wenn der Lehm bröckelt, spült man ihn warm ab und wäscht mit kaltem Wasser nach.

Zum *Lehmhemd* nach Pfarrer Kneipp verwendet man ein im Sanitätshaus zu diesem Zweck erhältliches Leinenhemd mit langen Ärmeln, das bis zu den Fußknöcheln reicht. Aus Lehm und Wasser mischt man einen dünnflüssigen Brei, in den das Hemd getaucht wird. Dann zieht man das naßkalte Hemd an und legt sich ins Bett, in dem zuunterst eine große Wolldecke und darauf ein Leintuch liegen. Diese beiden Tücher werden von einem Helfer um den Patienten herumgewickelt. Die Anwendung dauert 1–2 Stunden, anschließend duscht man kurz kalt ab. Lehmhemden können je nach Bedarf 3- bis 7mal wöchentlich bei ausgedehnter Psoriasis durchgeführt werden, am besten immer morgens, dann verträgt man sie am besten.

Die Therapie von innen

Ob es genügt, neben der äußerlichen Behandlung nur noch Diät einzuhalten, oder ob zusätzlich innerlich Arzneimittel verabreicht werden müssen, läßt sich stets nur je nach Einzelfall beurteilen. In schweren Fällen kommt man kaum ohne zusätzliche innere Behandlung der Psoriasis aus, die vom Fachmann individuell verordnet wird. In erster Linie eignen sich dazu homöopathische Heilmittel und Milchsäure, zum Teil auch Vitamine, pflanzliche Mittel, zuweilen auch einleitend chemische Medikamente.

Homöopathische und pflanzliche Medikamente

Die von Dr. Samuel Hahnemann entwickelte Homöopathie beruht auf der Tatsache, daß schwache Reize die Lebensfunktionen anregen, während stärkere sie hemmen und lähmen. Krankheiten entstehen durch starke Reize und können durch Arzneimittel behandelt werden, die schwache Reize ausüben. Deshalb werden die pflanzlichen, mineralischen, tierischen und chemischen Wirkstoffe der Homöopathie verdünnt (potenziert), was man am Zusatz D (für Dezimal-/Zehnerpotenz) und einer Zahl erkennt, die den Grad der Verdünnung angibt; D 1 steht für 1:10, D 2 für 1:100, D 3 für 1:1000 und so fort.

Die Heilanzeigen der verschiedenen Mittel ergeben sich aus Arzneimittelprüfungen an Gesunden. Wenn ein Wirkstoff unverdünnt beim Gesunden bestimmte Beschwerden hervorruft, dann heilt er in homöopathischer Potenz bei Kranken die Erkrankung mit möglichst ähnlichen Beschwerden, weil die Selbstheilungskräfte des Körpers dadurch gezielt angeregt werden.

Natürlich muß diese kurze Darstellung der Homöopathie grob vereinfachend bleiben, aber sie vermittelt immerhin einen ersten Eindruck von ihrer Wirkungsweise.

Die Auswahl der Mittel erfolgt individuell und verlangt eine fundierte Ausbildung und viel Erfahrung. Deshalb bleibt die Behandlung grundsätzlich dem Fachmann vorbehalten. Versuchsweise kann man bei Psoriasis aber auch einmal homöopathische Wirkstoffe zur Selbsthilfe gebrauchen. Unerwünschte Nebenwirkungen sind selbst dann nicht zu befürchten, wenn man das falsche Mittel wählt, dann bleibt nur die erhoffte Wirkung aus.

Zu den bei Psoriasis bewährten homöopathischen Mitteln gehören:

- Acidum benzoicum D 4 (Benzoesäure)
  Gut geeignet bei Schuppenflechte mit Jucken, Brennen, deutlicher Rötung der Haut und begleitenden Gelenkbeschwerden.

- Arsenicum album D 30 (arsenige Säure)
  Im Gegensatz zur Arsenbehandlung wegen der sehr hohen Potenz völlig ungefährlicher Hauptmittel bei verschiedenen Formen der Psoriasis, vor allem dann, wenn die Symptome durch Kratzen verschlimmert werden.

- Berberis vulgaris D 2-D4 (Sauerdorn)
  Bewährt bei Schuppenflechte der Kopfhaut und Herden mit Bläschen (Berberis wird kombiniert mit Podophyllum D 4 oder Sarsaparilla D 4 angewendet).

- Borax D 30 (Natriumtetraborat)
  Versuchsweise bei sehr hartnäckigen Psoriasisherden.

- Hydrocotyle asiatica D 4 (Wassernabel)
  Versuchsweise zur Symptomlinderung (nicht Heilung), hauptsächlich bei stärkerer Schuppung der Herde.

- Phosphorus D 8 (gelber Phosphor)
  Spezialmittel bei Schuppenflechte im Kindesalter.

- Podophyllum D 4 (Maiapfel)
  Verschiedene Psoriasisformen, vor allem bei gleichzeitig bestehenden Leber- oder Gallenblasenleiden (stets kombiniert mit Berberis vulgaris D 2-D 4).

- Sarsaparilla D 4 (Stechwinde)
  Schuppenflechte mit Hautrissen, Juckreiz und Hautinfektionen (stets in Verbindung mit Berberis vulgaris D 2-D 4).

Wenn diese Einzelmittel nicht innerhalb von 2–4 Wochen zur ersten deutlicheren Besserung führen, sollte der Fachmann die gezielte weitere Behandlung übernehmen.

Als Alternative zu den Einzelmitteln gibt es Komplexmittel. Sie enthalten mehrere homöopathische Wirkstoffe, die einander ergänzen; außerdem ist die Wahrscheinlichkeit höher, daß sich darunter das individuell richtige Einzelmittel befindet.

Deshalb eignen sich Komplexmittel zur Selbsthilfe meist besser. (Einige bewährte Komplexmittel finden Sie im Arzneimittelverzeichnis am Ende dieses Buchs.)

Heilpflanzen spielen bei der Psoriasistherapie keine hervorragende Rolle, sondern werden allenfalls ergänzend verwendet. Neben Ackerschachtelhalm, den man äußerlich als Badezusatz gebraucht, können fertige Medikamente mit der Stechwinde (als Sarsaparilla D 4 auch in der Homöopathie gebräuchlich) empfohlen werden. Außerdem hat sich zur unterstützenden Selbsthilfe oft folgender Mischtee gut bewährt:

> *3 Teile Erdrauch, je 2 Teile Bittersüß und Fenchel (diese Mischung läßt man sich in der Apotheke oder im Kräuterfachgeschäft zusammenstellen); davon gibt man 1 Teelöffel auf ½ l kochendes Wasser, läßt zugedeckt 15 Minuten ziehen und nimmt täglich 3 Tassen ungesüßt längere Zeit ein.*

Wie der Tee wirkt, ist noch nicht genau bekannt, aber er unterstützt die anderen therapeutischen Maßnahmen oft gut.

Milchsäure auch innerlich wirksam

Wenn die bisher noch nicht anerkannte Vorstellung zutrifft, daß Psoriasis mit durch Stoffwechselstörungen entsteht, die sich aus einem Mangel an Milchsäure im Körper erklären, dann genügt es nicht, Milchsäure nur äußerlich anzuwenden. Vielmehr muß sie zur Normalisierung des Stoffwechsels auch innerlich verabreicht werden.

Ob die obige Theorie nun stimmt oder nicht, aus der Praxis wissen wir, daß die kombinierte äußerliche und innerliche Behandlung mit Milchsäure tatsächlich gut wirksam ist. Man erzielt damit im Einzelfall sogar erstaunlich rasche Besserung ohne Risiko unerwünschter Nebenwirkungen. Ein Versuch lohnt sich auch in hartnäckigen, anders kaum zu beeinflussenden Fällen. Nach Besserung oder Heilung kann Milchsäure unbedenklich in verminderter Dosis über lange Zeit zur Vorbeugung von Rückfällen verabreicht werden.

Die einfachste Möglichkeit, dem Körper Milchsäure zuzuführen, besteht im reichlichen Verzehr von Sauerkraut, Bioghurt, Sauermilch und anderer milchsaurer Lebensmittel. Dadurch erreicht man aber keine zur Psoriasistherapie ausreichende Versorgung. Deshalb verwendet man stets die rezeptfrei in Apotheken erhältlichen Medikamente. Die Dosierung richtet sich nach der Schwere des Krankheitsbildes, selbst extrem hohe Dosen werden gut vertragen. Zum Teil erreicht man auch mit dem »Kanne-Brottrunk« aus dem Reformhaus gute Heilerfolge. Dabei handelt es sich um das Gärprodukt aus vollwertigem Brot, aus dem man eine natürliche, milchsaure Flüssigkeit gewinnt. Das Gärgetränk wird kurmäßig längere Zeit nach Gebrauchsanweisung eingenommen.

Die Vitaminbehandlung
Unabhängig von der Zufuhr mit der Nahrung können Vitamine bei verschiedenen Krankheiten als Heilmittel eingesetzt werden, auch wenn kein Mangel daran besteht. Bei der Schuppenflechte kommt vor allem das »Hautschutzvitamin A« in Frage. Der normale Tagesbedarf an *Vitamin A* wird bei uns in der Regel durch ausgewogene Ernährung gedeckt; das genügt aber nicht, um die Psoriasis nennenswert zu beeinflussen. Deshalb benötigt man Vitamin-A-Medikamente. Diese sind allerdings nicht ungefährlich, denn in hoher Dosis wirkt das Vitamin giftig. Obwohl viele Vitamin-A-Medikamente rezeptfrei erhältlich sind, darf man sie daher nur nach Verordnung des Therapeuten einnehmen.
Nach heutigem Wissensstand scheint das Vitamin das abnorm beschleunigte Wachstum der Hautzellen in den Psoriasisherden zu normalisieren, aber das ist noch nicht genau geklärt.
Neben Vitamin A gebraucht man heute auch damit verwandte synthetische Wirkstoffe. Die äußerlich anzuwendende Vitamin-A-(Retin-)Säure erwies sich bei Psoriasis als wenig wirksam. Um so mehr Hoffnung setzt man auf die *Retinoide,* das sind Vitamin-A-ähnliche chemische Verbindungen, die eingenommen werden müssen. Sie wirken vor allem in schweren Fällen, bei Psoriasis am ganzen Körper und Eiterungen der

Herde recht gut. Leider drohen aber auch erhebliche Nebenwirkungen. Deshalb werden die Retinoide bisher fast nur bei stationärer Behandlung in Hautkliniken verwendet. Ob man ihre Risiken durch die Schwere des Krankheitsbildes rechtfertigen kann, läßt sich immer nur im Einzelfall beurteilen. Schwangere dürfen Retinoide niemals einnehmen, und bis 2 Jahre nach Abschluß der Anwendung darf es wegen drohender Komplikationen zu keiner Schwangerschaft kommen.

Trotz aller Vorbehalte sind Retinoide ein erfolgversprechender neuer Therapieansatz, der die Behandlung schwerer Psoriasisformen wesentlich erleichtern kann. Es bleibt deshalb zu hoffen, daß man die Risiken in absehbarer Zeit vielleicht in den Griff bekommt.

Neben Vitamin A wird noch diskutiert, ob *Vitamine der B-Gruppe* zur Psoriasistherapie genutzt werden können. Sichere Beweise dafür gibt es bisher nicht. Wir wissen aber, daß zum Beispiel der Mangel an Vitamin B_2 oder B_6 zu Hautveränderungen führt und die ebenfalls zur B-Gruppe gehörende Pantothensäure auch für die Hautfunktionen von Bedeutung ist. Schaden kann es sicher nicht, wenn man B-Vitamine zusätzlich zur Nahrung (sie sind vor allem in Vollkornprodukten enthalten) einnimmt, sie Wirkung bleibt aber fraglich.

Ansonsten gibt es keine Vitamine, die zur Psoriasistherapie beitragen könnten. Es genügt also, wenn man durch vollwertige Ernährung Mangelzuständen vorbeugt.

Zellwachstumshemmende Arzneimittel

Um keine falschen Ängste aufkommen zu lassen, sei ausdrücklich betont, daß Psoriasis nichts mit Krebs zu tun hat. Wenn trotzdem Arzneimittel eingesetzt werden, die normalerweise das Wachstum von Krebszellen hemmen, dann zu dem Zweck, die abnorme Zellteilung in der Haut zu vermindern; außerdem scheint es, daß diese Medikamente auch die vermehrt in den Psoriasisherden vorhandenen weißen Blutkörperchen verringern.

Es gibt mehrere dieser chemischen Medikamente. Am besten

hat sich das vor rund 30 Jahren erstmals bei Psoriasis erprobte *Methotrexat (MTX)* bewährt. Die anderen Mittel kommen nur dann versuchsweise in Frage, wenn MTX nicht vertragen wird. Allerdings verursachen auch sie zum Teil starke Nebenwirkungen.

Hauptsächlich schädigen zellwachstumshemmende Medikamente die Leber, vor allem bei bereits vorhandenen Leberschäden oder wenn während der Anwendung nicht strikt auf Alkohol verzichtet wird. Schwangere dürfen MTX und ähnliche Arzneimittel niemals einnehmen, sonst kann es zu Mißbildungen und anderen Schädigungen des ungeborenen Kindes kommen. Schließlich besteht auch noch der Verdacht, daß MTX und ähnliche Mittel die Körperabwehr bedenklich schwächen, also viele andere Krankheiten begünstigen.

Der Psoriasistherapie mit derartigen Medikamenten muß mit großer Skepsis begegnet werden. Ihre erheblichen Risiken lassen sich nur in schwersten Fällen rechtfertigen, die anders nicht mehr zu bessern sind. Zur Routinebehandlung der Schuppenflechte kommen sie trotz ihrer relativ guten Wirkung nicht in Betracht.

Andere Medikamente zum innerlichen Gebrauch

Die Einnahme von *Arsen,* früher die Standardtherapie bei Psoriasis, hat sehr viel an Bedeutung verloren. Das erklärt sich nicht aus akuten Vergiftungen während der Behandlung, sondern aus den drohenden Spätschäden. Die Einnahme auch kleinster Arsendosen über längere Zeit begünstigt nämlich Krebskrankheiten, die erst nach Jahrzehnten auftreten.

In der Regel wird Arsen heute – außer in hochverdünnter homöopathischer Form als Arsenicum album D 30 – nicht mehr bei Psoriasis verabreicht. Eine Ausnahme bilden lediglich schwerste, anders nicht zu beeinflussende Fälle – aber auch dann nur unter der Voraussetzung, daß der Patient älter als 65 Jahre ist. Dann liegt die restliche statistische Lebenserwartung so niedrig, daß man nicht mehr mit Krebs als Spätfolge rechnen muß. Aber selbst dann ist größte Skepsis gegenüber der

Arsentherapie geboten. Gewöhnlich kommt man ohne Gift aus, denn auch schwerste Fälle sprechen auf die unbedenkliche homöopathische Langzeitbehandlung meist gut an.

Über die äußerliche Cortisontherapie berichteten wir bereits. Die Risiken der Nebennierenrindenhormone erhöhen sich noch erheblich, wenn Cortison innerlich verabreicht wird. Deshalb kommen Corticosteroide bei Psoriasis (wenn überhaupt) grundsätzlich nur äußerlich in Frage. Nur wenn keine andere Therapie zur Besserung schwerster Fälle führt, kann es ausnahmsweise gerechtfertigt sein, Cortison vorübergehend innerlich zu verabreichen.

Die Dosierung von Arsen oder Cortison wird stets vom Therapeuten individuell vorgegeben und darf niemals eigenmächtig geändert werden, um ernste Nebenwirkungen zu vermeiden! Unter keinen Umständen darf man Cortison nach Besserung einfach absetzen, das könnte lebensgefährlich sein. Die Behandlung muß »ausschleichend« beendet werden, daß heißt, die Einnahme wird nach Anweisung des Therapeuten schrittweise verringert, damit der Körper die Cortisonproduktion wieder selbst vollständig übernimmt. Übrigens hat es sich bewährt, die Tagesdosis an Cortison am frühen Morgen auf einmal einzunehmen. Da die Nebennieren um diese Zeit am meisten Cortison ausschütten, ist der Körper auf höhere Cortisonwerte eingestellt und reagiert auf die Behandlung seltener mit Nebenwirkungen. In der Praxis wird diese sehr wichtige Regel leider noch nicht immer beachtet; sprechen Sie deshalb getrost Ihren Therapeuten darauf an, wenn er Cortison stereotyp mit »3mal täglich« verordnet.

Blutwäsche – neuer Therapieansatz für schwerste Fälle

Die bei Psoriasis abnorm vermehrt in der Haut vorhandenen weißen Blutkörperchen führten zu Versuchen mit der Blutwäsche, die normalerweise bei Nierenversagen angezeigt ist. Bei

Schuppenflechte geht es aber nicht darum, ausscheidungspflichtige Stoffe aus dem Blut zu entfernen, sondern die übermäßig produzierten weißen Blutkörperchen. Dazu gibt es bisher die folgenden beiden Methoden:

- *extrakorporale Dialyse,* bei der das Blut langsam dem Körper entnommen und außerhalb über eine Membran geleitet wird, in der sich die weißen Blutkörperchen fangen; das gereinigte Blut wird dem Körper wieder zugeführt;
- *Peritonealdialyse,* bei der man mehrere Stunden lang eine spezielle Spülflüssigkeit durch die Bauchhöhle pumpt; dabei wirkt das Bauchfell als Membran im Körper.

Beide Methoden befinden sich noch im Versuchsstadium und werden nur in schwersten Fällen an einigen Kliniken angewendet. Nach der Blutwäsche erlebt man manchmal eine erstaunlich rasche Besserung, die fast schon an eine Spontanheilung erinnert. Aber ob die Blutwäsche wirklich hält, was sie zu versprechen scheint, und wie es um die möglichen Nebenwirkungen bestellt ist (schließlich sind weiße Blutkörperchen lebenswichtig), kann heute noch nicht beurteilt werden.

Praktische Ratschläge für den Alltag

Die Schuppenflechte ist mit hoher Wahrscheinlichkeit nicht ansteckend. Trotzdem scheuen viele Gesunde den Kontakt mit Psoriatikern, deren Hauterscheinungen äußerlich sichtbar sind. Daraus ergeben sich im Alltag manche Probleme, die vor allem seelisch stark belasten können. Damit und mit den wichtigen Selbsthilfegruppen für Psoriatiker wollen wir uns zum Abschluß noch befassen.

Kosmetische Probleme

Kosmetische Probleme treten hauptsächlich bei Psoriasis des Gesichts und der Kopfhaut auf, denn diese lassen sich nicht verbergen. Zum Glück kommen Herde im Gesicht relativ selten vor, werfen für die Mehrzahl der Patienten also keine Probleme auf. Wenn die Schuppenflechte ausnahmsweise doch einmal das Gesicht betrifft, hilft eine bei Bedarf aufgetragene Abdeckcreme. Sie muß aber gut hautverträglich sein, sonst treten unter Umständen Hautreizungen und allergische Reaktionen auf. Der Therapeut sollte also vorher immer befragt werden.
Die Abdeckcreme kann auch an Armen und Beinen verwen-

det werden. Da die Herde aber in unseren Breiten meist durch die Kleidung verdeckt werden – sieht man einmal von heißen Sommertagen ab –, benötigt man die kosmetische Abdeckcreme hier nur ausnahmsweise. Frauen sollten bei Herden an den Beinen möglichst undurchsichtige Strümpfe tragen. Wenn die Psoriasisherde dennoch durchschimmern, verwendet man darunter wieder die Abdeckcreme.

Beim Sport bevorzugen viele Psoriatiker anstelle kurzer Hemden und Hosen oft leichte Trainings-(Jogging-)anzüge, die Arme und Beine bedecken. Man kann sie in unseren Breiten auch im Sommer meist tragen, ohne deshalb aufzufallen.

Schwierig wird es beim Schwimmen, weil auch die wasserfesten Abdeckcremes nicht unbedingt halten, was man erwartet. Zum Teil fühlen sich andere Badegäste von den nicht verdeckten Herden abgestoßen, wagen sich aus Angst vor Ansteckung nicht ins Wasser und beschweren sich gar beim Bademeister. Wenn man in der freien Natur keine Gelegenheit findet, unbeobachtet zu schwimmen, muß man notfalls bis zur Besserung der Psoriasis darauf verzichten.

Bei Schuppenflechte der Kopfhaut verdecken oft die Haare die Herde. Dann gibt es nur Probleme mit den Schuppen und vielleicht beim Friseur, wenn dieser sich aus Unkenntnis scheut, die Haare zu schneiden. Gegen die Schuppen hilft nur konsequente Behandlung, den Friseur kann man informieren oder notfalls wechseln.

Schlimmer wird es, wenn dicke Krusten entstehen, die von den Haaren nicht mehr verdeckt werden. Optisch kann das Problem zwar oft durch Kopfbedeckungen und Perücken gelöst werden, die man aber nur dann tragen sollte, wenn es wirklich erforderlich ist. Sonst kann es darunter nämlich zum Wundsein oder gar zu Rissen der Kopfhaut und zur Verschlimmerung der Psoriasisherde kommen. Ferner müssen die Haare mindestens jeden 2. Tag mit Spezialshampoos gewaschen werden. Ansonsten bleibt nur der Trost, daß die schlimmsten Symptome am Haarboden durch die Therapie meist bald gebessert werden.

Keinesfalls sollte man die Haare zu lang tragen, das erschwert die Behandlung unnötig. Eine modische Kurzhaarfrisur eignet sich am besten. Dauerwellen und Färben der Haare sollten Frauen bis zur deutlichen Besserung unterlassen, weil sonst Reizungen der Kopfhaut auftreten könnten, vor allem bei bereits wundem, rissigem Haarboden.

Soziale und berufliche Probleme

Obwohl für Gesunde kein vernünftiger Grund besteht, dem Psoriatiker mit Vorurteilen und Berührungsängsten zu begegnen, und grundsätzlich auch keine beruflichen Einschränkungen notwendig sind, können in diesen Lebensbereichen doch Probleme auftreten. Zum Glück scheinen viele Menschen mit Psoriasis seelisch so widerstandsfähig, daß sie über solche Schwierigkeiten aus eigener Kraft hinwegkommen. Aber es gibt doch immer wieder Fälle, in denen solche psychosozialen Probleme einen hohen Leidensdruck ausüben, der die Krankheit verschlimmert und zur völligen Vereinsamung führen kann.

Zwischenmenschliche Schwierigkeiten

Viele Psoriatiker, in erster Linie natürlich jene mit äußerlich sichtbaren Hautveränderungen, erleben ab und zu die Zurückhaltung oder gar mehr oder minder offen gezeigte Abneigung ihrer gesunden Umwelt. Darüber kann man hinwegkommen, wenn man sich die Motive der anderen klarmacht und damit tröstet, daß ja nicht alle so reagieren. Diese gelassene innere Haltung fällt sicher nicht leicht, aber man kann sie erlernen. Unter Umständen führen die negativen Reaktionen von Teilen der Mitwelt aber auch zur ständigen Angst vor sozialer Zurückweisung und zu Minderwertigkeitsgefühlen. Das kann so schlimm werden, daß diese psychischen Störungen auch dann noch fortbestehen, wenn die Schuppenflechte längst deutlich gebessert oder ausgeheilt ist. Sie haben sich dann verselbständigt und können das gesamte weitere Leben zerstören. In solchen Fällen ist neben der medizinischen Behandlung oft fachmännische Psychotherapie erforderlich. Sie sollte so früh wie möglich beginnen, ehe sich die Ängste, Hemmungen und Komplexe verfestigen, schwere Depressionen oder gar Selbstmordgedanken auftreten.

Besonders problematisch kann für Psoriatiker die *Partnerschaft* werden. Wer auf der Suche danach ist, wird dabei auch durch die nicht sichtbaren Hautveränderungen behindert – spätestens bei der Vorstellung intimer Kontakte. In einer bereits bestehenden intakten Lebensgemeinschaft sollte die Krankheit allerdings nicht zu zwischenmenschlichen Problemen führen. Wenn es doch dazu kommt, bestanden meist schon vorher Konflikte, die jetzt durch die Krankheit ausgelöst werden.

Offene Information des Partners über die Psoriasis, die bei neuen Beziehungen spätestens dann erforderlich wird, wenn sich eine auf längere Zeit angelegte Gemeinschaft abzeichnet, erfordert zwar einigen Mut, ist aber der einzige Weg, sich vor schweren Enttäuschungen zu schützen. Dieses Buch kann bei der Aufklärung des gesunden Partners viel helfen. Der Bruch einer sozialen Beziehung läßt sich durch die Offenheit zwar nicht immer vermeiden, aber es erhebt sich dann die Frage, ob die Beziehung nicht von vornherein zum Scheitern verurteilt war – wenn nicht durch die Psoriasis, dann durch ein anderes, unausweichliches Lebensproblem.

Die praktische Erfahrung lehrt, daß Psoriatiker nicht vereinsamen müssen. Es gibt genügend Menschen, die sie mit ihrer Krankheit ohne Vorbehalte und Mitleid annehmen. Nur dürfen sie sich nicht von Enttäuschungen, die auch ohne ihre Krankheit im Leben nie ausblieben, entmutigen lassen.

Sexualität und Schwangerschaft

Grundsätzlich bestehen keine Bedenken dagegen, daß Psoriatiker Kinder zeugen. Komplikationen während der Schwangerschaft und Geburt infolge der Hautkrankheit sind nicht zu erwarten. Allerdings besteht die Möglichkeit der Vererbung der Schuppenflechte auf die Kinder. Wenn ein Elternteil unter Psoriasis leidet, beträgt die Wahrscheinlichkeit der Erkrankung bei den Nachkommen 1:3, bei Krankheit beider Eltern 1:2; wenn ein eineiiger Zwilling an Psoriasis leidet, wird der andere mit 90%iger Wahrscheinlichkeit ebenfalls krank, bei zweieiigen Zwillingen mit 70%iger Wahrscheinlichkeit. Das ist kein absoluter Hinderungsgrund für Schwangerschaften, muß von den Eltern aber vorher sorgfältig bedacht werden. Die Entscheidung in eigener Verantwortung kann ihnen niemand abnehmen.

Sexuelle Probleme werden durch Schuppenflechte nicht verursacht. Wenn Frauen frigid und Männer impotent werden, dann liegt das nicht an der Hautkrankheit, sondern an den seelischen Reaktionen darauf.

In einer intakten zwischenmenschlichen Beziehung wird die Psoriasis im allgemeinen nicht zu sexuellen Schwierigkeiten führen, wenn der Partner ausreichend über die Krankheit informiert wurde. Bei der Partnersuche gilt für die Sexualität sinngemäß, was im vorigen Kapitel allgemein zu den zwischenmenschlichen Beziehungen gesagt wurde; spätestens vor dem ersten sexuellen Kontakt sollte der Partner von der Krankheit unterrichtet werden.

Sexuelle Probleme, die im Zusammenhang mit Psoriasis auftreten, sollten zunächst mit dem Therapeuten besprochen werden. An diesem Gespräch nehmen möglichst beide Partner teil. Der Fachmann wird dann bei Bedarf zur Weiterbehandlung an einen Psychotherapeuten oder eine Sexualberatungsstelle überweisen. Oft genügt aber schon das offene Gespräch zwischen den Partnern und dem Therapeuten, um die sexuellen Schwierigkeiten aus der Welt zu schaffen.

Vorsichtsmaßnahmen im Beruf

Grundsätzlich gibt es für Psoriatiker keine beruflichen Einschränkungen, wenn nicht die Umwelt ihrer Karriere Steine in den Weg wirft. Die Leistungsfähigkeit wird durch die

Krankheit meist nicht eingeschränkt, wenn keine der weiter vorne beschriebenen Komplikationen (vor allem Gelenkentzündungen) auftreten; der Arbeitsausfall durch Krankheiten ist bei Psoriatikern eher geringer, weil sie sich häufig einer besonders robusten Gesundheit erfreuen.

Probleme können sich im Beruf zunächst durch das äußere Erscheinungsbild ergeben. So werden Patienten mit sichtbaren Hauterscheinungen häufig nicht in Berufen mit Kundenverkehr (zum Beispiel im Verkauf, Außendienst oder an Schaltern) und noch weniger im Lebensmittelverkauf, in Gaststätten oder Hotels beschäftigt, weil es immer wieder Kunden und Gäste geben wird, die an der Krankheit Anstoß nehmen. Bei der Berufswahl sollten jugendliche Psoriatiker an diese Schwierigkeiten denken und entsprechend flexibel bleiben.

Schwierigkeiten können außerdem auftreten, wenn die Psoriasis an Händen und/oder Füßen besteht, weil dann bestimmte Tätigkeiten nur mühsam ausgeführt werden können. Das gilt zum Beispiel für alle Berufe, die im Stehen ausgeübt werden oder besondere Fingerfertigkeiten (etwa beim Schreibmaschinenschreiben) erfordern. Allerdings kommen dauernde Beschwerden an Händen und Füßen nur selten vor, wenn konsequent behandelt wird.

Bleiben schließlich noch gröbere handwerkliche Arbeiten, bei denen es zu Verletzungen kommen kann, die unter Umständen die Psoriasis verschlimmern. Im Grunde stellt das aber kein Problem dar, wenn Schutzhandschuhe getragen werden.

Berufsanfänger sollten sich bei der Berufswahl vom Therapeuten und Berufsberater des Arbeitsamtes unterstützen lassen. Wer bereits im Beruf steht und unter den genannten Schwierigkeiten leidet, findet ebenfalls beim Arbeitsamt Hilfe, wenn ein Wechsel des Arbeitsplatzes oder eine Umschulung erforderlich werden. Wenn Vorurteile und Unwissenheit bei Kollegen und Arbeitgebern überwunden werden können, dürfte es durch Schuppenflechte aber zu keinen nennenswerten beruflichen Problemen kommen.

Freizeit- und Urlaubsgestaltung

Auch für die Gestaltung der Freizeit am Abend, an Wochenende und im Urlaub gibt es für Psoriatiker keine Einschränkungen. Sie sollten versuchen, ein völlig normales Leben zu führen, können Sport treiben, soziale Beziehungen pflegen und alles andere tun und lassen, wonach ihnen zumute ist.

Zu empfehlen ist im Sommer und im Urlaub das vernünftige Sonnenbad, über das wir weiter vorne berichteten. Allerdings können dabei wieder Hemmungen und Minderwertigkeitsgefühle auftreten, weil andere Menschen die Psoriasisherde bemerken. Deshalb wird man nicht gerade einen überfüllten Strand oder ein Freibad auswählen.

Ideal wäre oft der Urlaub am Meer, weil die Sonnenbäder am Strand dann durch Baden im Salzwasser ergänzt werden. Aber auch in Höhenlagen kann der Urlaub sinnvoll sein, weil hier die UV-Strahlung besonders intensiv wirkt. Das bespricht man aber immer mit dem Therapeuten.

Vielleicht besteht auch die Möglichkeit, den Urlaub mit einer Kur (»Kurlaub«) zu verbinden. Unter bestimmten Voraussetzungen zahlen die gesetzlichen Krankenkassen dazu einen Zuschuß. Erkundigen Sie sich aber frühzeitig, ehe Sie einen »Kurlaub« buchen.

Die sinnvolle Gestaltung von Freizeit und Urlaub wirkt sich oft schon allein durch die Erholung und Entspannung günstig auf die Psoriasis aus. Gelegentlich kommt es in dieser Zeit – wahrscheinlich mit durch seelische Einflüsse – zur Spontanheilung. Aber auch wenn das natürlich die Ausnahme bleibt, kommen viele Psoriatiker doch mit deutlicher Besserung ihrer Krankheit aus dem Urlaub zurück.

Entspannungstraining und Psychohygiene

Der Begriff *Psychohygiene* hat sich bei uns noch nicht richtig eingebürgert. Man versteht darunter alles, was der Vorbeugung seelischer und sozialer Störungen dient. Für Psoriatiker kann das besonders wichtig werden, um zu vermeiden, daß sich zusätzlich zu ihrer körperlichen auch noch eine seelische Krankheit entwickelt.

Zur Psychohygiene gehören vor allem gute zwischenmenschliche Beziehungen, über die bereits berichtet wurde, und die Verarbeitung aller (auch negativer) Lebenserfahrungen. Das heißt, der Psoriatiker darf schmerzhafte Erfahrungen und Enttäuschungen des Alltags, die er auf Grund seiner Krankheit erlebt, nicht einfach ins Unbewußte verdrängen. Sonst drohen ernstere seelische Störungen. Die negativen Erfahrungen müssen bewußt verarbeitet werden, indem man erkennt, wie sie entstanden und was sie persönlich bedeuten. Erst wenn die Erinnerung an solche Erfahrungen nicht mehr schmerzt, hat man sie richtig verarbeitet.

Im weiteren Sinn gehört auch das *Entspannungstraining* zur Psychohygiene. Es sollte auch von Gesunden möglichst lebenslang 1- bis 3mal täglich zur körperlich-seelischen Gesundheitsvorsorge und positiven Selbstbeeinflussung durchgeführt werden. Am besten eignet sich dazu das autogene Training*, das an den meisten Volkshochschulen, beim Therapeuten, aber auch im Selbststudium nach einem Buch oder einer Tonkassette erlernt werden kann. Je nach persönlichen Vorlieben eignen sich aber auch Yoga und Selbsthypnose* gut. Solche Techniken helfen dem Psoriatiker, besser mit seiner Krankheit zu leben, fördern die Selbstheilungskräfte und können manchmal sogar zu Spontanheilungen führen, wie weiter vorne beschrieben wurde.

Übergewichtige Psoriatiker können durch positive Selbstbeeinflussung auch die zur Behandlung der Schuppenflechte

---

* Zum Selbststudium empfehlen wir die ECON-Ratgeber ETB 20189 »Die Alpha-Entspannungsmethode« von Klaus D. Ebert, ETB 20141 »Gesund durch Autogenes Training« von Gisela Eberlein sowie ETB 20030 »Yoga-Meditation« von Hartmut Weiss;

empfehlenswerte Schlankheitskur* unterstützen. Deshalb sollte das Entspannungstraining zur Ergänzung der Psoriasistherapie nie fehlen. Wenn spezielle positive Vorstellungen gegen die Schuppenflechte angewendet werden sollen, bespricht man deren Formulierung aber vorsorglich mit dem Fachmann, sonst könnte es zu Fehlern kommen, die zur Verschlimmerung der Psoriasis führen.

Selbsthilfegruppen für Psoriatiker

Selbsthilfegruppen gibt es seit über 50 Jahren, als die Anonymen Alkoholiker ins Leben gerufen wurden. In den letzten Jahren haben sich immer mehr Menschen zu solchen Gruppen zusammengeschlossen, um mit körperlichen und seelischen Problemen besser fertig zu werden. Die Erfolge der Gruppenarbeit können sich sehen lassen.

Inzwischen gibt es auch für Psoriatiker erste Selbsthilfegruppen. Sie arbeiten nach den Prinzipien der fachmännischen Gruppenpsychotherapie**, aber ohne Anleitung durch den Therapeuten. Die Teilnehmer – meist 6–12 an Schuppenflechte erkrankte Menschen – kommen regelmäßig zusammen, um sich offen über ihre Probleme auszusprechen, Erfahrungen auszutauschen, gemeinsam Lösungen zu erarbeiten und vor allem auch, um einander das Gefühl sozialer Geborgenheit ohne Vorurteile zu vermitteln. Das kann seelisch gut entlasten und allein dadurch schon die Krankheit bessern.

---

* Speziell bei Übergewicht eignet sich der ECON-Ratgeber ETB 20008 »Schlank im Schlaf durch vertiefte Entspannung« von Alfred Bierach. Zum Training nach Tonkassetten gibt es beim Autor geeignete Kassetten; bei Interesse schreiben Sie bitte mit frankiertem Rückumschlag an Gerhard Leibold, Postfach 210737, D-7500 Karlsruhe 21.

** Mehr über diese Behandlung erfahren Sie im ECON-Ratgeber ETB 20055 »Gruppenpsychotherapie – Methoden, Probleme, Erfolge« von Marianne Schneider-Düker.

Deshalb sollte sich jeder Psoriatiker einer Gruppe in der Nähe anschließen oder selbst eine gründen.

Auskunft über bestehende Gruppen kann der Therapeut oder der Psoriasis-Bund geben; außerdem findet man oft Hinweise im Veranstaltungskalender der regionalen Tagespresse. Man kann aber auch selbst eine Gruppe ins Leben rufen (es gibt noch viel zu wenige). Dazu genügt meist eine einzige Anzeige in der örtlichen Zeitung, um mehr als genug Interessenten zusammenzubringen. Ausführliche Anleitungen zur Gründung von Selbsthilfegruppen erhalten Sie bei der Deutschen Arbeitsgemeinschaft Selbsthilfegruppen eV, Albrecht-Achilles-Str. 65, D-1000 Berlin 31.

Die Gruppe bewahrt den Psoriatiker auch vor der Vereinsamung. Zwar gilt für die Gruppentherapie grundsätzlich, daß die Teilnehmer keine privaten Kontakte unterhalten sollen und sich manchmal zur Wahrung ihrer Anonymität sogar nur beim Vornamen kennen, aber in Laiengruppen muß diese (auch unter Fachleuten umstrittene) Regel nicht unbedingt eingehalten werden. In erster Linie hängt das davon ab, auf welche Regelung sich die Teilnehmer zu Anfang einigen. Es spricht nichts dagegen, wenn sich die Mitglieder einer Psoriasisgruppe auch privat treffen und gemeinsam die Freizeit gestalten. Allerdings sollte das nicht zur Ghettobildung führen; wenn sich der Patient sozial nur noch in der Gruppe bewegt, kann er zwar Enttäuschungen der gesunden Mitwelt vermeiden, schließt sich aber mehr und mehr von der übrigen Gesellschaft aus. Deshalb sollten unbedingt auch außerhalb der Gruppe Kontakte gepflegt werden.

Selbsthilfegruppen können in 2 Formen organisiert werden. Die *geschlossenen Gruppen* arbeiten immer mit den gleichen Mitgliedern, während *offene Gruppen* für jeden Interessierten zugänglich sind. Darüber müssen sich die Teilnehmer zu Anfang ebenfalls einigen. Offene Gruppen sollten versuchen, die Termine ihrer Treffen regelmäßig kostenlos im Veranstaltungskalender der örtlichen Tageszeitung zu veröffentlichen. Es gibt auch Gruppen, die die Angehörigen der Patienten mit in die Arbeit einbeziehen. Da Psoriasis aber nicht unbedingt zu Konflikten mit der Familie führt, erscheint das nicht erforderlich. Auch darüber müssen sich die Teilnehmer zu Beginn der Gruppenarbeit einigen.

Die Arbeit des Psoriasis-Bundes

Da Schuppenflechte ein weltweites Problem darstellt, das in der Öffentlichkeit noch viel zu wenig beachtet wird, entstanden im Lauf der Zeit in vielen Staaten Psoriasis-Verbände. Sie haben sich in einem internationalen Dachverband zusammengeschlossen, der International Federation of Psoriasis Associations. Im deutschsprachigen Raum gibt es folgende Psoriasis-Vereinigungen:

Deutscher Psoriasis-Bund eV, Chilehaus A. OE,
Fischertwiete 2, D-2000 Hamburg 1
Psoriasis-Bund Schweiz – Herr Hans Wecker –
Lautharterstraße 61, Ch-8027 Zürich
Psoriatiker-Verein Österreich – Frau G. Novak –
Postfach 57, A-1024 Wien

Die Vereinigungen der Psoriatiker arbeiten auf regionaler und überregionaler Ebene. Überregionale Verbindungen streben hauptsächlich die Information der gesunden Umwelt durch Öffentlichkeitsarbeit an, um falsche Ängste und Vorurteile abzubauen. Dazu werden zum Teil sogar eigene Zeitschriften für Betroffene und Gesunde herausgegeben. Ferner wirken die überregionalen Vereinigungen auf Krankenkassen und Politiker ein, um die berechtigten Anliegen ihrer Mitglieder durchzusetzen. Auf regionaler Ebene bieten die Verbände unter anderem konkrete Hilfe und Unterstützung im Einzelfall, wenn es zum Beispiel um Auseinandersetzungen mit Krankenkassen und Behörden geht; darüber hinaus finden zahlreiche soziale Kontakte der Mitglieder, an denen auch Gesunde teilnehmen können, Erfahrungsaustausch und ähnliche praktische Hilfen statt.

Unabhängig davon, ob Psoriatiker an einer Selbsthilfegruppe mitarbeiten, kann ihnen die Mitgliedschaft im Psoriasis-Bund stets empfohlen werden. Man darf dabei ja auch nicht vergessen, daß diese Vereinigungen desto mehr Einfluß nehmen können, je mehr Mitglieder sie vertreten. Die örtlichen Kontaktadressen finden Sie im Telefonbuch und/oder in der Tagespresse, außerdem geben die genannten überregionalen Dachverbände Auskunft. Wenn in Ihrer Gegend noch keine regionale Vereinigung des Psoriasis-Bundes besteht, können Sie vielleicht selbst in Zusammenarbeit mit der Dachorganisation eine solche Gruppe ins Leben rufen. Das damit verbundene Engagement hilft auch gut, persönlich mit der Krankheit fertigzuwerden.

Verzeichnis rezeptfreier Heilmittel gegen Schuppenflechte

Wie fast alle Hautkrankheiten erfordert auch die Schuppenflechte eine ganzheitliche Behandlung von innen und außen. Nur unter dieser Voraussetzung kann sie dauerhaft gebessert oder ganz ausgeheilt werden. Chemische Arzneimittel leisten zur Heilung keinen nennenswerten Beitrag; sie kommen – wenn überhaupt – zur einleitenden Behandlung in schwereren Fällen in Frage. Wegen ihrer möglichen Nebenwirkungen sollten sie, auch wenn keine Rezeptpflicht besteht, nur nach fachmännischer Verordnung angewendet werden. Nach Besserung stellt man dann zur Langzeitbehandlung auf natürliche Heilmittel um, damit auch die Ursachen der Krankheit beseitigt werden können.

Wir stellen hier eine kurze Auswahl praxisbewährter Arzneimittel gegen Schuppenflechte vor, getrennt nach innerlich und äußerlich anzuwendenden Medikamenten und ergänzt durch einige Hautreinigungsmittel. Sie sind alle rezeptfrei in Apotheken erhältlich und können allein oder ergänzend zu anderen Heilverfahren angewendet werden.

Wenn ein Arznei- oder Hautreinigungsmittel hier nicht genannt wird, spricht das selbstverständlich nicht gegen seine Eignung. Es war im Rahmen dieses Buchs unmöglich, alle gängigen Medikamente aufzuführen. Die Auswahl erfolgte auf Grund guter praktischer Erfahrungen des Autors.

Innerlich anzuwendende Arzneimittel

Cefasulfon Tropfen

(CEFAK Arzneimittel, Kempten)
Zusammensetzung: Komplexmittel mit verschiedenen homöopathischen Wirkstoffen.
Heilanzeigen: Schuppenflechte, andere Flechten, Ekzeme, Akne.
Dosierung: 3- bis 4mal täglich 20–30 Tropfen, Kinder die Hälfte.

Multiplex Nr. 3

(Plantina GmbH, Muggensturm)
Zusammensetzung: Komplexmittel mit verschiedenen homöopathischen Wirkstoffen.
Heilanzeigen: Schuppenflechte, andere Flechten, Ekzeme, Ausschläge, Nesselsucht, Juckreiz, Milchschorf, Akne; versuchsweise bei allen hartnäckigen Hautleiden.
Dosierung: in akuten Fällen bis zur Besserung alle 30 Minuten 15 Tropfen; bei chronischem Verlauf 2- bis 3mal 15 Tropfen vor dem Essen; wenn es als Zeichen der Reaktion vorübergehend zur Erstverschlimmerung kommt, wird die Einnahme für 1–2 Tage unterbrochen und dann mit 2- bis 3mal 3–5 Tropfen täglich weiterbehandelt.

Psoriasis-Gastreu R 65

(Dr. Reckeweg & Co. GmbH, Bensheim)
Zusammensetzung: Komplexmittel mit verschiedenen homöopathischen Wirkstoffen.
Heilanzeigen: Schuppenflechte, Ekzeme.
Dosierung: 3mal 10–15 Tropfen täglich, in akuten Fällen öfter.

RMS-Petrasch Kapseln/Tropfen
(Reith & Petrasch GmbH, Rheinmünster)
Zusammensetzung: rechtsdrehende (biologisch wirksame) Milchsäure.
Heilanzeigen: Schuppenflechte, verschiedene unklare Hauterscheinungen.
Dosierung: einleitend 3mal 20 Tropfen mit reichlich Flüssigkeit; wenn nach einigen Tagen keine Besserung eintritt, kann die Dosis unbedenklich bis auf 500 Tropfen am Tag erhöht werden; anfangs 3mal 1 Kapsel, bei Bedarf bis zu 20 Kapseln täglich; zur Nachsorge über längere Zeit 1mal täglich 20 Tropfen oder 1 Kapsel.
(Äußerlich ergänzt man die Behandlung durch RMS-Petrasch Einreibung – siehe Seite 110.)

Sarsapsor Tabletten
(Bürger GmbH, Bad Harzburg)
Zusammensetzung: Wirkstoffe der Stechwinde (Sarsaparilla, eine Heilpflanze).
Heilanzeigen: Schuppenflechte.
Dosierung: kurmäßig mindestens 3 Monate lang; einleitend 3–4 Wochen lang morgens nüchtern und abends vor dem Schlafengehen je 5 Tabletten mit reichlich Flüssigkeit; tritt keine Besserung ein, erhöht man auf 2mal täglich 10–15 Tabletten, andernfalls behält man die Anfangsdosis bis zum Ende der Kur bei.

Seabiosa-Jurat Tropfen
(Jura Pharma KG, Konstanz)
Zusammensetzung: homöopathische Urtinkturen und andere Wirkstoffe.
Heilanzeigen: Schuppenflechte, Ekzeme, Milchschorf, Juckreiz, Hautentzündungen, Akne, chronische andere Hautleiden.
Dosierung: 4mal 20 Tropfen täglich.

109

Äußerlich anzuwendende Arzneimittel

Elha-Dermidyn Salbe
(elha KG, Oberursel)
Zusammensetzung: Komplexmittel mit verschiedenen homöopathischen Wirkstoffen und Ölen.
Heilanzeigen: Schuppenflechte, andere Flechten, Ekzeme, Nesselsucht, Herpesinfektionen, Verbrennungen, Wundliegen, Hautallergien, andere entzündliche und allergische Hautleiden.
Dosierung: mehrmals täglich dünn auftragen oder einmassieren.

Propozon Salbe
(Johannes-Apotheke, München;
Vertrieb: W. Pechtl, München)
Zusammensetzung: Propolis (Bienenkittharz), Vitamin E, Arnika, Ringelblume und andere Wirkstoffe.
Heilanzeigen: Pflege der Haut bei Schuppenflechte, Ekzeme, Akne, Juckreiz, Verbrennungen, Wunden, trocken-rissige, zu Entzündungen neigende Haut.
Dosierung: 2- bis 3mal täglich dünn auftragen und einmassieren.

RMS-Petrasch Einreibung
(Reith & Petrasch GmbH, Rheinmünster)
Zusammensetzung: rechtsdrehende (biologisch wirksame) Milchsäure.
Heilanzeigen: Schuppenflechte, unklare andere Hautleiden, Juckreiz.
Dosierung: morgens und abends dünn auftragen und eintrocknen lassen.

Salicyl-Vasogen Einreibung 2 %/10 %
(Pearson + Co., Köln)
Zusammensetzung: 2 % oder 10 % Salizylsäure.

Heilanzeigen: Einreibung mit 10 % zur Entfernung der Schuppen bei Psoriasis sowie zur Entfernung von Schrunden und Borken; 2 % bei anderen nichtinfektiösen Hautleiden und Wundsein der Haut.

Dosierung: 3- bis 5mal täglich leicht in die Haut einreiben.

Unguentacid Salbe
(Mucos Pharma, Geretsried)
Zusammensetzung: Vitamine A und E, hochungesättigte Fettsäuren (»Vitamin F«).

Heilanzeigen: ergänzende Behandlung bei Schuppenflechte, anderen Flechten, Milchschorf, übermäßiger Verhornung der Haut; zur beschleunigten Heilung von Geschwüren und Wunden; bei Akne, Karbunkel, Haarbalgentzündung, Wundliegen und Röntgenschäden der Haut.

Dosierung: mehrmals täglich messerrückendick auftragen.

Hautreinigungsmittel

Wie bei vielen Hautkrankheiten empfiehlt es sich auch bei der Schuppenflechte, zur täglichen Reinigung keine der üblichen Seifen, sondern spezielle Waschmittel zu verwenden. Dazu noch eine kurze Auswahl.

Oleobol Badezusatz/zum Duschen
(Heilit GmbH, Reinbek)
Zusammensetzung: Soja- und Paraffinöl.

Anwendungsgebiete: Schuppenflechte, andere Flechten, Ekzeme, andere Hautschäden, Juckreiz, Austrocknung der Haut.

Anwendungsweise: nach dem Duschen leicht in die Haut einmassieren, bis sich eine milchige Emulsion bildet, dann nicht zu heiß kurz abduschen; zum Baden alle 2–3 Tage 5–20 ml mit dem Meßbecher unter das einlaufende Badewasser mischen und etwa 15 Minuten lang bei nicht mehr als 37 °C Wassertemperatur baden.

Hinweis: Warme Vollbäder sind grundsätzlich nicht erlaubt bei Fieber, Bluthochdruck, schwerer Herz-Kreislauf-Schwäche und Tuberkulose.

pH 5-Eucerin Waschlotion/Waschstück
(BDF Beiersdorf AG, Hamburg)
Zusammensetzung: waschaktive, hautfreundliche Stoffe und rückfettende Substanzen zur schonenden Hautreinigung ohne Austrocknung oder Zerstörung des natürlichen Hautsäureschutzmantels.
Anwendungsgebiete: Hautreinigung bei empfindlicher und kranker Haut; Waschlotion auch zum Haarewaschen.
Anwendungsweise: nach Bedarf mehrmals täglich zur Hautreinigung verwenden.
(Außerdem gibt es zur ergänzenden Hautpflege noch pH 5-Eucerin-Creme, -Creme-Öl-Bad, -Lotion und -Salbe.)

Seba med Waschlotion/Waschstück/Schaumbad/Shampoo
(Sebamat chemie, Bad Salzig)
Zusammensetzung: vergleichbar pH 5-Eucerin.
Anwendungsgebiete: Hautreinigung bei empfindlicher und kranker Haut; Schaumbad als Badezusatz; Shampoo zum Haarewaschen.
Anwendungsweise: nach Bedarf mehrmals täglich zur Hautreinigung verwenden.
(Außerdem gibt es zur ergänzenden Hautpflege noch Seba med-Lotion und -Creme sowie zum Schutz vor Sonnenbrand – für Psoriatiker besonders wichtig, weil UV-Strahlen mit zur Therapie gehören – Seba med Sonnenschutzlotion mit verschiedenen Lichtschutzfaktoren.)

Sebexol Syndet Waschstück
(Devesa GmbH + Co. KG, Muggensturm)
Zusammensetzung: vergleichbar pH 5-Eucerin.
Anwendungsgebiete: Hautreinigung bei empfindlicher und kranker Haut.

Anwendungsweise: nach Bedarf mehrmals täglich zur Hautreinigung verwenden.

(Außerdem gibt es noch Sebexol-Creme-Lotio, -Liquidum, -Dusch- und Cremebad und bei Schuppenflechte der Kopfhaut Sebexol-N-Haarwäsche für normales Haar, -S + T-Antischuppen-Shampoo gegen Schuppen und trockenes Haar sowie -Antifett-Shampoo bei fettigem Haar.)

Stephalen-Waschgel
(Basotherm, Biberach)
Zusammensetzung: vergleichbar pH 5-Eucerin.
Anwendungsgebiete: Hautreinigung bei empfindlicher und kranker Haut.
Anwendungsweise: nach Bedarf mehrmals täglich zur Hautreinigung verwenden.

Wasa Waschpflege
(Lysoform GmbH, Berlin)
Zusammensetzung: vergleichbar pH 5-Eucerin.
Anwendungsgebiete: Hautreinigung bei empfindlicher und kranker Haut sowie zur Haarwäsche.
Anwendungsweise: nach Bedarf mehrmals täglich verdünnt zur Hautreinigung anwenden.
(Außerdem gibt es noch H 5 Bio-Hautpflegecreme, die nach dem Waschen angewendet wird.)

Sachregister

Gesundheit

Maximilian Alexander
Die (un)heimlichen Krankmacher
Vorbeugen, erkennen, heilen

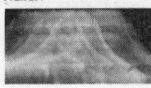

ECON Ratgeber

ETB 20039   DM 9,80
Originalausgabe,
144 Seiten

Wolf Ulrich
Allergien sind heilbar
Hilfe bei Heuschnupfen und anderen allergischen Krankheiten

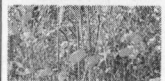

ECON Ratgeber

ETB 20023   DM 8,80
159 Seiten,
14 Zeichnungen

Maximilian Alexander
Rheuma ist heilbar
Neueste Naturheilmethoden

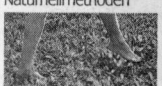

ECON Ratgeber

ETB 20017   DM 7,80
142 Seiten

Bernard A. Bäker
Gelenkerkrankungen

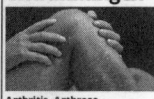

Arthritis, Arthrose, Gelenkrheuma

ECON Ratgeber

ETB 20080   DM 8,80
141 Seiten,
57 Zeichnungen,
12 Fotos

Gerhard Leibold
Das Kreuz mit dem Kreuz

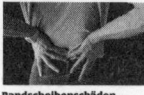

Bandscheibenschäden vorbeugen und heilen

ECON Ratgeber

ETB 20133   DM 7,80
Originalausgabe,
ca. 144 Seiten,
15 Zeichnungen

Bernard A. Bäker
Migräne und Kopfschmerzen sind heilbar

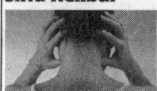

ECON Ratgeber

ETB 20063   DM 7,80
115 Seiten,
6 Zeichnungen

Werner Zenker
Mit Asthma leben lernen

ECON Ratgeber

ETB 20049   DM 7,80
Originalausgabe,
173 Seiten

Werner Zenker
Mein Kind hat Asthma

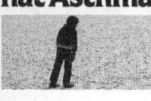

ECON Ratgeber

ETB 20037   DM 9,80
Originalausgabe,
202 Seiten

Martin Schwartz
Stottern ist heilbar

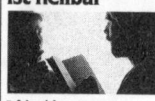

Erfolgreiche Behandlungsmethoden

ECON Ratgeber

ETB 20057   DM 7,80
176 Seiten

Gerhard Leibold
Die Schilddrüse

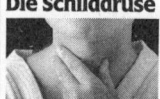

Krankheiten vorbeugen und behandeln

ECON Ratgeber

ETB 20106   DM 7,80
Originalausgabe,
ca. 128 Seiten,
4 Zeichnungen

Bernard A. Bäker
Brustkrebs

Vorbeugen, erkennen, handeln

ECON Ratgeber

ETB 20107   DM 8,80
Originalausgabe,
ca. 176 Seiten,
Zeichnungen

Gerhard Leibold
Risikofaktor Cholesterin

Erkennen und vorbeugen

ECON Ratgeber

ETB 20083   DM 7,80
Originalausgabe,
138 Seiten, 5 Zeichnungen

Michael Eisenberg
Magenkrank?

Behandlung und Heilung

ECON Ratgeber

ETB 20068   DM 8,80
159 Seiten,
14 Zeichnungen

Angela Kilmartin
Blasenentzündung

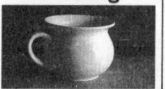

Vorbeugen und selbst behandeln

ECON Ratgeber

ETB 20072   DM 8,80
164 Seiten,
18 Zeichnungen

Wolf Ulrich
Zellulitis ist heilbar
Orangenhaut – vorbeugen und selbst behandeln

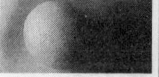

ECON Ratgeber

ETB 20012   DM 6,80
128 Seiten,
51 Fotos

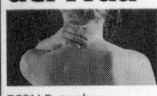
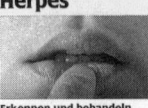
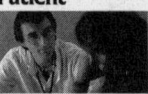
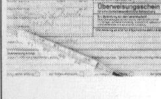
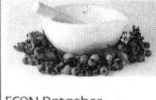
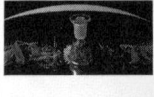
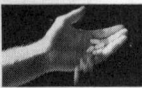
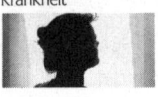
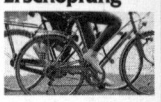
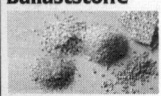
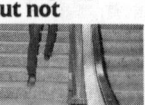
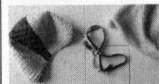
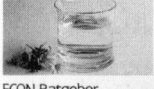

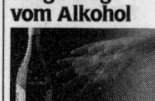
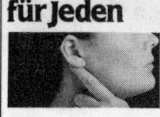
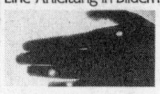
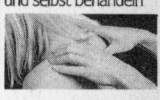
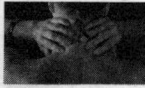
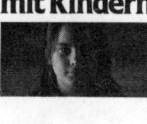
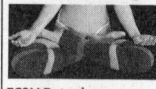
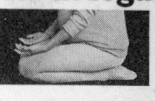
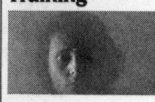
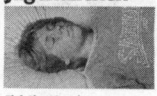
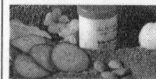

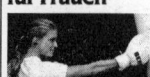
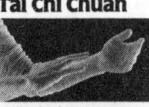

Essen und Trinken

Ilse Sibylle Dörner
Das grüne Kochbuch
Handbuch der naturbelassenen Küche

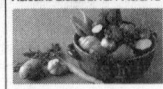

ECON Ratgeber

ETB 20026   DM 12,80
270 Seiten,
20 Zeichnungen,
382 Rezepte

Helma Danner
Biologisch kochen und backen
Das Rezeptbuch der natürlichen Ernährung

ECON Ratgeber

ETB 20003
288 Seiten,
8 Farbtafeln,
425 Rezepte
DM 14,80

Ilse Sibylle Dörner
Diät mit Bio-Kost
Schlank, gesund und fit

ECON Ratgeber

ETB 20019   DM 9,80
Originalausgabe,
189 Seiten, 16 Zeichnungen,
232 Rezepte

Helma Danner
Bio-Kost für mein Kind

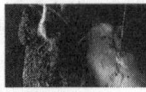

ECON Ratgeber

ETB 20050   DM 8,80
160 Seiten,
20 Zeichnungen

Anneliese und Gerhard Eckert
Selbst räuchern

Fische, Fleisch und Wurst ... Rezepte

ECON Ratgeber

ETB 20087   DM 9,80
Originalausgabe,
144 Seiten,
Zeichnungen

Veronika Müller
Käse und Joghurt selbst herstellen

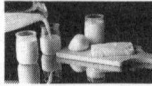

Mit 100 Rezepten zum Kochen

Originalausgabe

ECON Ratgeber

ETB 20136   DM 8,80
Originalausgabe,
ca. 128 Seiten,
20 Zeichnungen

Heidemarie Freund
Marmeladen, Konfitüren und Gelees

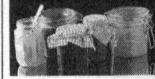

150 Rezepte

Originalausgabe

ECON Ratgeber

ETB 20144   DM 9,80
Originalausgabe,
ca. 128 Seiten,
Zeichnungen

Ilse Sibylle Dörner
Kochen und heilen mit Honig

ECON Ratgeber

ETB 20070   DM 9,80
221 Seiten,
15 Zeichnungen,
516 Rezepte

Peter Espe
Tips für den Weinkauf

Band 1: Das Grundwissen

ECON Ratgeber

ETB 20148   DM 8,80
168 Seiten,
20 Zeichnungen

Katharina Buss
Leib- und Magen-elixiere
Selbstgemachte Liköre und Schnäpse

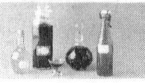

ECON Ratgeber

ETB 20018   DM 8,80
Originalausgabe,
144 Seiten, 30 Zeichnungen,
4 Farbtafeln, 167 Rezepte

Peter C. Hubschmid
Tee – für Kenner und Genießer

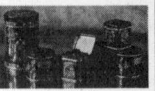

Ein Brevier mit 40 Teerezepten

ECON Ratgeber

ETB 20073   DM 8,80
Originalausgabe,
144 Seiten,
20 Zeichnungen

Gini Rock
Aus der Bohne wird Kaffee
80 Rezepte zur Zubereitung eines klassischen Getränks

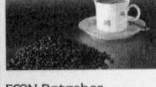

ECON Ratgeber

ETB 20048   DM 8,80
Originalausgabe,
168 Seiten,
37 Abbildungen

Natur

Heidrun und Friedrich Jantzen
Das Gartenjahr im Gemüsegarten

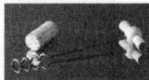

ECON Ratgeber

ETB 20108   DM 9,80
Originalausgabe,
ca. 128 Seiten,
ca. 100 Zeichnungen und Fotos

Ina Jung
Biologisch düngen

Gesunder Boden, weniger Schadstoffbelastung, mehr Ertrag

ECON Ratgeber

ETB 20134   DM 9,80
Originalausgabe,
ca. 128 Seiten,
ca. 50 Zeichnungen

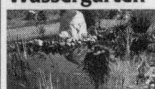
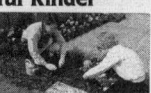
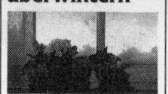
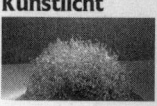
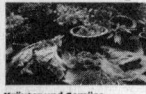
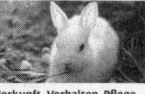
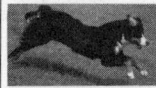
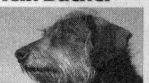
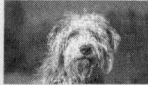
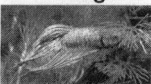
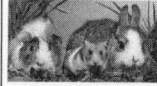
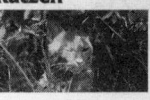
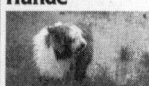

Hobby

Heidemarie Freund
Schöne Geschenke selbst gebastelt

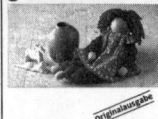

Originalausgabe

ECON Ratgeber

ETB 20088   DM 8,80
Originalausgabe,
112 Seiten,
ca. 70 Zeichnungen

Heidemarie Freund
Basteln mit Kindern

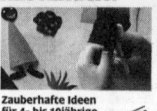

Zauberhafte Ideen
für 4- bis 10jährige *Originalausgabe*

ECON Ratgeber

ETB 20101   DM 8,80
Originalausgabe,
112 Seiten,
ca. 70 Zeichnungen

Christel Keller
Seidenmalerei

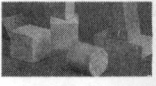

ECON Ratgeber

ETB 20137   DM 14,80
Originalausgabe,
112 Seiten,
ca. 30 Fotos, 16 Farbtafeln

Eva Gabisch
Chinesische Malerei

Anleitung für ein schöpferisches Hobby

ECON Ratgeber

ETB 20011   DM 5,80
95 Seiten,
3 Farbtafeln,
70 Zeichnungen

Annette Arnold
Kerzen und Figuren aus Bienenwachs

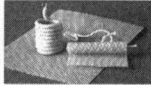

Anleitung zum
Selbermachen

ECON Ratgeber

ETB 20110   DM 9,80
Originalausgabe,
128 Seiten,
ca. 50 Fotos und Zeichnungen

Edda Biesterfeld
Kleine Kunst auf weißem Gold

Ein Kurs zum Erlernen
der Porzellanmalerei

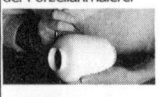

ECON Ratgeber

ETB 20009   DM 8,80
157 Seiten,
16 Farbfotos,
80 Zeichnungen

Dieter Heitmann
Holz - das natürlichste Spielzeug der Welt

Ideen
zum Selbermachen

ECON Ratgeber

ETB 20034   DM 12,80
122 Seiten,
68 Fotos, 13 Farbfotos,
100 Zeichnungen

Klaus Oberbeil
Kaufen und verkaufen auf dem Flohmarkt

ECON Ratgeber

ETB 20079   DM 8,80
Originalausgabe,
160 Seiten

Heiner Vogelsang
Trödel sammeln und restaurieren

1000 Tips für den
Umgang mit alten
Stücken

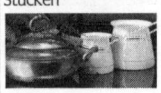

ECON Ratgeber

ETB 20042   DM 12,80
Originalausgabe,
174 Seiten, 8 Farbtafeln,
36 Zeichnungen

Helmut-Maria Glogger
Kunst und Antiquitäten sachkundig kaufen

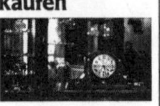

ECON Ratgeber

ETB 20089   DM 14,80
Originalausgabe,
ca. 180 Seiten,
ca. 40 Zeichnungen

Siegfried Sterner
Hausmusik

Vergnügen
in Dur und Moll

ECON Ratgeber

ETB 20036   DM 9,80
187 Seiten,
31 Zeichnungen

Spiele und Unterhaltung

H. Otake
S. Futakuchi
Go

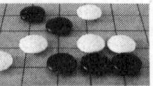

Das Einführungsbuch des
Deutschen Go-Bundes

ECON Ratgeber

ETB 20103   DM 9,80
Deutsche Erstausgabe,
200 Seiten,
250 Diagramme

Alfred Schwarz
Backgammon

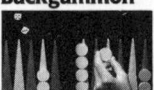

Das offizielle Regelbuch
des Deutschen
Backgammon-Bundes

ECON Ratgeber

ETB 20112   DM 9,80
Originalausgabe,
ca. 128 Seiten,
116 Zeichnungen

Ruth Dirx
Kinderspiele von Januar bis Dezember

Unterhaltung für
Mädchen, Jungen und
Eltern

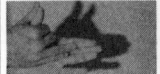
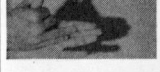

ECON Ratgeber

ETB 20032   DM 7,80
175 Seiten,
55 Zeichnungen,
198 Spielideen

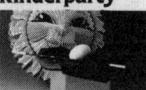
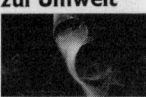
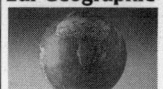
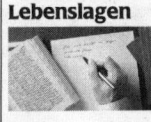
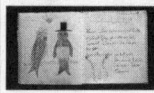
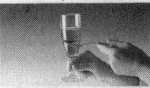
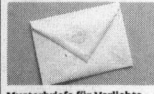
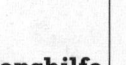
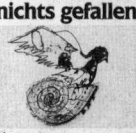
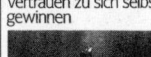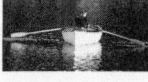
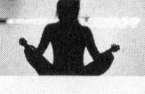
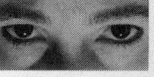

Bernhard Müller-Elmau

Kräfte aus der Stille

Die transzendentale Meditation

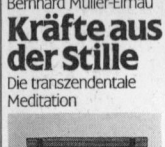

ECON Ratgeber

ETB 20021   DM 7,80
191 Seiten

Gerhard Leibold

Körpertherapie

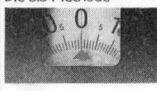

Einklang von Körper, Geist und Psyche

ECON Ratgeber

ETB 20114   DM 7,80
Originalausgabe,
ca. 160 Seiten,
15 Zeichnungen

Marianne Schneider-Düker

Gruppenpsychotherapie

Methoden, Probleme, Erfolge

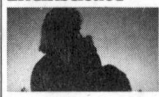

ECON Ratgeber

ETB 20055   DM 7,80
135 Seiten,
6 Abbildungen

Peter Lauster

Statussymbole

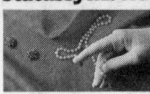

Wie jeder jeden beeindrucken will

ECON

ETB 20104   DM 9,80
204 Seiten,
25 Zeichnungen

Maximilian Alexander Schein und Wirklichkeit der Sekten

ECON Ratgeber

ETB 20069   DM 9,80
Originalausgabe,
ca. 192 Seiten

Alfred Bierach

Schlank im Schlaf durch vertiefte Entspannung

Die SIS-Methode

ECON Ratgeber

ETB 20008   DM 6,80
144 Seiten,
1 Graphik

Waltraud Simon Praxis der Eheinstitute

ECON Ratgeber

ETB 20062   DM 8,80
Originalausgabe,
139 Seiten

Mavis Klein

Ein Partner für mich

Wege zu Freundschaft und Liebe

ECON Ratgeber

ETB 20028   DM 7,80
156 Seiten,
21 Graphiken

Debora Phillips
Robert Judd

Das Ende einer Zweierbeziehung

Auf dem Weg zum neuen Ich

ECON Ratgeber

ETB 20066   DM 8,80
Deutsche Erstausgabe,
143 Seiten

Stephen M. Johnson

Nach der Trennung wieder glücklich

ECON Ratgeber

ETB 20041   DM 9,80
287 Seiten

Roland Kopping

Träume und ihre Deutung

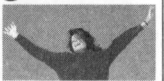

ECON Ratgeber

ETB 20120   DM 9,80
Originalausgabe,
ca. 200 Seiten

Georg Götte

Ahnenforschung

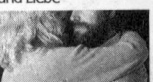

So erstellt man seinen Stammbaum

ECON Ratgeber

ETB 20119   DM 8,80
Originalausgabe,
ca. 144 Seiten,
10 Zeichnungen

Manfred Lucas

Hören, um gehört zu werden

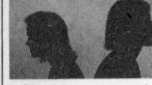

Die Kunst des richtigen Zuhörens

ECON Ratgeber

ETB 20146   DM 8,80
Originalausgabe,
ca. 128 Seiten

Bernd Kirchner

Die trügerische Sicherheit

Tips für den Umgang mit Versicherungen

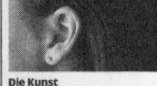

ECON Ratgeber

ETB 20053   DM 9,80
205 Seiten

Kinder- und Schüler- hilfen

W. Zeise/J. A. Stöhr

Kinder- Medizin, Pädagogik, Psychologie

Ein Lexikon

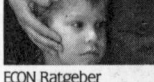

ECON Ratgeber

ETB 20043   DM 16,80
Aktualisierte Neuausgabe,
534 Seiten,
111 Zeichnungen

Emil und Octavia Wieczorek

So fördere ich mein Kind

100 psychopädagogisch erprobte Spiele

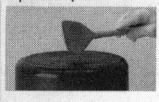

ECON Ratgeber

ETB 20054   DM 8,80
Originalausgabe,
182 Seiten

Hannes Lachenmair

Eltern-initiativen

Wir organisieren einen Kindergarten

ECON Ratgeber

ETB 20046   DM 9,80
Originalausgabe,
204 Seiten

Fitzhugh Dodson

Väter sind die besten Mütter

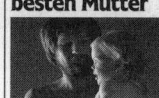

Kinder brauchen ihre Väter

ECON Ratgeber

ETB 20056   DM 9,80
280 Seiten

Günther Beyer

So lernen Schüler leichter

Gedächtnis- und Konzentrationstraining

ECON Ratgeber

ETB 20001   DM 6,80
128 Seiten,
92 Zeichnungen,
49 Übungen

Arnold Grömminger

Kinder wollen lesen

Über die sinnvolle Auswahl von Büchern

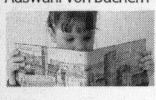

ECON Ratgeber

ETB 20033   DM 7,80
112 Seiten

Uwe-Jörg Jopt

Schlechte Schüler – faule Schüler?

Wie Eltern helfen können

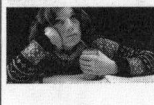

ECON Ratgeber

ETB 20045   DM 7,80
143 Seiten

Rudolf Meinert

Mein Kind in der Pubertät

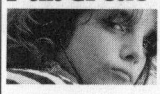

ECON Ratgeber

ETB 20047   DM 7,80
136 Seiten

Gisela Eberlein

Ängste gesunder Kinder

Praktische Hilfe bei Lernstörungen

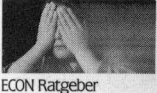

ECON Ratgeber

ETB 20010   DM 7,80
158 Seiten

Joan Freeman

Erziehung und Intelligenz

Natürliche Anlagen erkennen und fördern

ECON Ratgeber

ETB 20044   DM 9,80
191 Seiten

Jerry Jacobs

ich weiß keinen Ausweg mehr

Hilfe für selbstmord-gefährdete Jugendliche

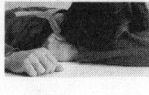

ECON Ratgeber

ETB 20040   DM 9,80
176 Seiten

Astrologie

Hanns-Manfred Heuer

Mein Kind ist Widder

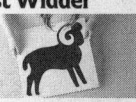

Vom 21. März bis 20. April

ECON Ratgeber

ETB 20121   DM 6,80
112 Seiten,
10 Zeichnungen

Hanns-Manfred Heuer

Mein Kind ist Stier

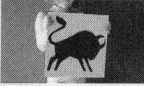

Vom 21. April bis 20. Mai

ECON Ratgeber

ETB 20122   DM 6,80
112 Seiten,
10 Zeichnungen

Hanns-Manfred Heuer

Mein Kind ist Zwilling

Vom 21. Mai bis 21. Juni

ECON Ratgeber

ETB 20123   DM 6,80
112 Seiten,
10 Zeichnungen

Hanns-Manfred Heuer

Mein Kind ist Krebs

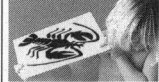

Vom 22. Juni bis 22. Juli

ECON Ratgeber

ETB 20124   DM 6,80
112 Seiten,
10 Zeichnungen

Hanns-Manfred Heuer

Mein Kind ist Löwe

Vom 23. Juli bis 23. August

ECON Ratgeber

ETB 20125   DM 6,80
112 Seiten,
10 Zeichnungen

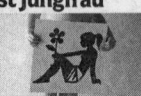
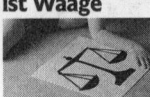
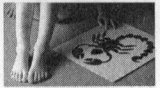
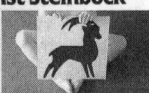
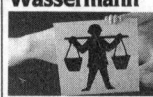
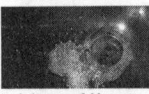

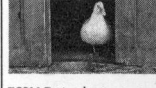
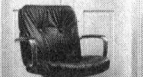
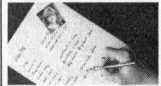
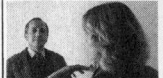

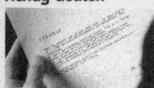
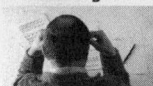
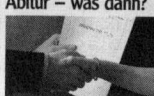

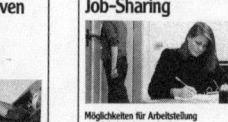
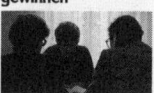
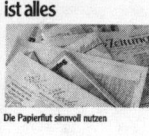
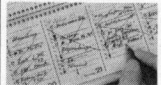
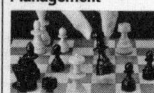
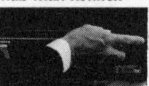
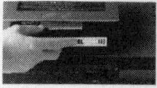

Preisänderungen und Irrtum vorbehalten. Stand 1. 8. 1985

Bestellschein ETB

Ich bestelle hiermit aus dem
ECON Taschenbuch Verlag,
Postfach 9229, 4000 Düsseldorf 1,
durch die Buchhandlung:

Buchhandlung:

	Ex.		Ex.
	Ex.		Ex.
	Ex.		Ex.
	Ex.		Ex.
	Ex.		Ex.

Name:

Straße: Ort:

Datum: Unterschrift: